文經家庭文庫 184

代謝力革命

讓身心都不易疲倦的健康調養法

日本維他命營養療法大師 佐藤務——著 李美惠——譯

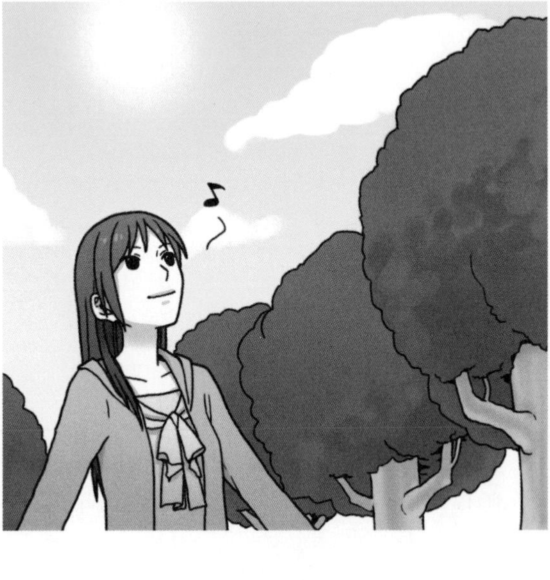

文經社
Taiwan

COSMAX
PUBLISHING Co.
Since 1981

前言

精神也會代謝嗎？當我以維他命療法指導兒童減肥時，就開始思索這個問題。因為那些孩子們的母親指出，孩子在精神方面的改善情形比身體方面還顯著。只要適當調配營養、睡眠和運動等身體方面的基礎代謝材料並付諸實踐，不僅身體方面有進步，精神狀況也能獲得改善。因此我假設心理方面也必須進行代謝，且其所需材料應與身體一致。

但實際分析涵蓋男女老幼的個案之後，我發現即使身體狀況逐漸改善，精神方面也可能開倒車。我為此多方研習腦營養學、腦生理學、發展心理學、進化論及精神醫學等，終於得出結論：若要全方位關照人體，「精神代謝」的概念是不可或缺的一環。

要提振精神，除必須了解代謝的概念之外，更必須了解精神有其獨特的代謝材料，並與身體一樣分為所謂的成長期、成熟期及老年期等階段，且與身體各自分別進行活動。最重要的是必須了解身、心材料的差異及其發展速度的差異。

營養方面的差異尤其不可思議。一

般認為膽固醇及花生四烯酸（不飽和脂肪酸之一）是造成動脈硬化或中風的元兇且對身體有不良影響，不過它們卻是精神方面，尤其對腦部健康而言是絕對不可或缺的重要物質。

另一方面，運動能產生對身體有益的支鏈胺基酸ＢＣＡＡ（纈胺酸、亮胺酸、異亮胺酸），但若這些物質過多卻反而可能導致憂鬱症、失眠或精神不振等精神方面的不良狀況。

若為了養生，想盡辦法避開膽固醇與脂肪並持續攝取大量的蛋白質，最後很可能導致精神憂鬱，甚至無法順利維持社交生活。尤其是原本就有憂鬱傾向、神經質或失眠症的患者，若持續實踐只偏重身體的養生法，一定會對整體健康造成嚴重的傷害。

有了健全的身體，不見得就能擁有健全的精神。而若要維持身體健全，更必須充分考量「精神代謝」以養成健全的精神。

發展心理學中，精神的巔峰是出現在60幾歲的時候。原來人類60歲才算真正成熟，「青春永駐」並非夢想，而高齡化社會亦可稱之為青春社會。

藉著本書您可以學習新的人生觀及心理健康學，了解正確的身心評估方法，更進一步找到適合自己的飲食、運動及營養補充方式。希望所有讀者都能找到真正的健康。

佐藤務

目次

第3章 改善代謝的順應法……081

第4章 不能缺少的營養補充品應用法……111

第1章

您的養生觀念正確嗎？

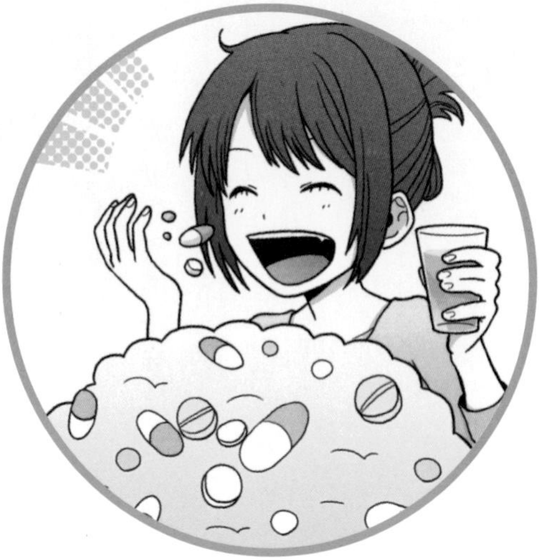

任何人都希望永遠健康。但所謂的健康，指的是什麼樣的狀態呢？
若不知道什麼是真正的健康，而只知維持「健康的假象」是完全無濟於事的！
在您具體控制飲食或從事運動之前，請先了解什麼是真正的健康！

沒病就是健康，這種說法對嗎？

所謂的健康是指：「無論是否有病在身，只要能以目前的體能與精神，在現代社會中追求自己的生命價值或從事有益他人的工作。」所以即使有病在身還是可以追求健康。

健康＝沒病？

「健康究竟是什麼？」若提出這問題，得到的答案多半是：「沒病就是健康啊！」但照此說法，一旦罹患文明病之類的慢性病，這輩子就與健康無緣，從此不必妄想追求健康了。

一般對健康和生病的觀念都是生病＞半生病＞半健康＞健康。但這種健康觀念真的正確嗎？

另外，「預防」也和健康一樣，是個不易了解的概念。

一般人多將預防解釋為：「為了不生病所採取的措施。」但有誰能終其一生都不感冒或生病呢？

任何人都無法避免死亡

凡是生物都會生病、老化，最終的致

死率更高達100％，且無人能倖免。「避免生病」和「避免死亡」之類的前提根本是大錯特錯！

但疾病雖然可能帶給個人死亡，卻不至於導致人類滅亡。相反地，還能累積免疫功能，對自己的將來和下一代的健康都有幫助。現代社會中的我們，就是人類在綿長歷史中，經過各種疾病肆虐後進化的成果。

真正的健康是什麼？該如何養生？

所謂的健康是指：「無論是否有病在身，只要能以目前的體能與精神，在現代社會中追求自己的生命價值，或從事有益他人的工作。」

而所謂的「養生」是指「改進自己，以求有益自己的人生並適應社會」。這裡所謂的「自己」是指身體及精神方面的自己，包括遺傳、代謝系統、飲食習慣及個性等，亦即自己的內在環境。而「社會」則是指人類社會及自然環境等外界環境。總之就是要「了解自己，研究自己所生存的社會，加以分析並改進，以求二者順利配合」。如此「養生」才能獲得真正的健康。

即使罹患癌症也能變健康

有些人罹患癌症，知道自己來日不多後，便開始回顧自己的人生。這才發現，自己的生命價值及整個生命過程就如登山一樣，且最後還成功登上聖母峰。許多癌症患者在實現自己生命價值的同時，也獲得更多的勇氣和希望。

那麼這個人算不算生病呢？

雖不幸罹患癌症，卻仍激發自己目前身心雙方面力量的極限，使人生發光並在社會中活出自己的一片天。而他們的奮鬥精神又給了許多人勇氣，更多人因此受益。若能貫徹如此生活方式，即使罹患癌症也仍稱得上健康吧！

反之，即使沒生病卻喪失生命價值或離群索居，對社會毫無貢獻，這樣反而稱不上健康。

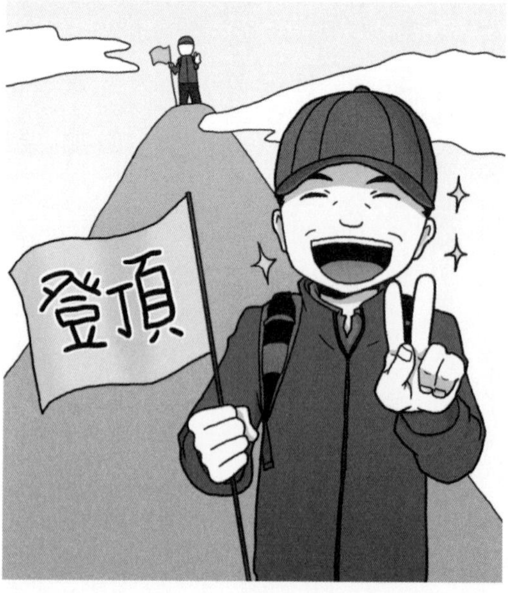

即使勤於預防，人還是不免生病

健康檢查查不出是否擁有「真正的健康」。因為局部的健康算不上健康，而且健康檢查並未測試心理方面的健康程度。請重新思考人類的健康、預防、老化及死亡等觀念。

什麼是真正的預防？

正如我在前言中所提到的，人類既然是生物，就一定會生病、老化並步向死亡，且無人能倖免。

從這觀點來看，所謂「預防疾病」的重點就不是追求不生病的狀態，而是能夠敞開心胸，接受所有人都會生病、老化並死亡的事實。此外還要能事先評估自己是否特別有罹患某種疾病的傾向，並設想萬一罹患該疾病時應如何處理，該如何自在地活下去。這才是預防疾病的首要意義。「如何才能不生病」應該是次要問題。

同樣的道理，要預防老化也不是考慮該做什麼以求返老還童，最重要的是要懂得接受老化的事實，發揮自己年齡的最大極限，找出適合自己年齡的生活方式。換句話說，順應老化才是最重要的觀念。

第二章「精神代謝」中將有詳細的介紹，但簡而言之，年紀愈長愈不應只注重身體的調養，更應了解精神方面該追求什麼。

接下來提到的是死亡。一般人通常把死亡當成疾病的延伸義，將死亡設定為生病的最終階段。然而事實並非如此。因為若果真如此，那麼不生病就永遠不會死了。

死亡並不是疾病的延伸，而是健康的延續。所以死亡不是治療的對象，而應視為預防的對象。

換句話說，我們應該考慮的，不是要做什麼努力以求不死，而是要預先接受死亡，並預先釐清真正面臨死亡時希望做些什麼，不希望做些什麼，這才是最重要的。

健康檢查無法檢查「心」

很多人為了預防疾病，每年都會接受健康檢查。一定有人認為「每次都沒什麼異常，我應該非常健康」吧？

但所謂的健康檢查只能檢查目前有沒有生病，卻無法顯示身體及心理的狀態，因為檢查所評估的並非健康的程度。

更何況我們也無從了解，自己是否能發揮身心的最大力量，或自己是否在社會中過著該過的生活。

目前日本健康檢查的項目主要是以身高、體重、體脂肪、腰圍等檢測肥胖程度的項目為主，再加上代謝症候群及文明病

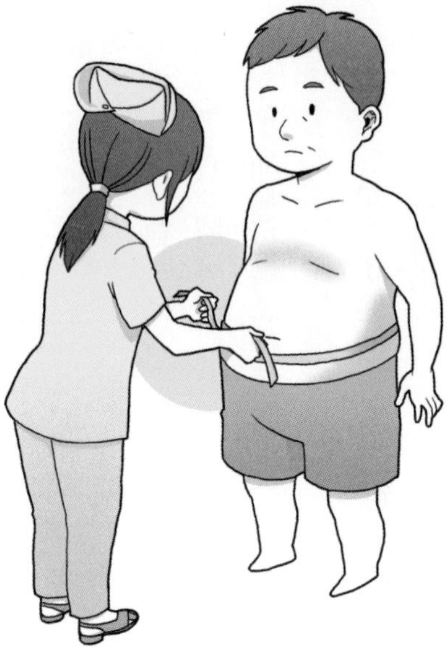

的前兆（退化性疾病）等檢查。

此外還包括骨質密度及運動能力等項目。但這些都是身體方面的檢查。幾乎完全沒有心理方面的評估，所以完全偏重身體方面而缺乏全面性，其實只是偏頗不全的檢查。

養生的兩大支柱是身、心雙方面的能力，若只憑這種評量根本無法檢測。說來遺憾，不過這年頭要獲得健康實在太困難了。

養生光靠飲食是不夠的

養生的首要事項是，了解現代食物在「質」、「量」兩方面的問題。只靠減少食量或降低食物的熱量是無法消除肥胖的。請嘗試在不增加熱量的情況下攝取營養補充品，以補充自己所缺乏的副營養素，如此將有助於解決前述問題。

什麼是維他命療法？

在此先針對「維他命療法」，向各位做個簡單的介紹。

維他命療法這項特殊療法，主要是在指導患者如何正確地攝取營養補充品。設計這套療法是為了延伸疾病的護理作業，而當時是特別針對變形性膝關節症設計的。

此疾病會隨年齡增長而加劇，患者將因膝關節變形而疼痛，最後病症可能嚴重到連步行都有困難，日常生活十分不便，屬於一種文明病。患者尤以女性偏多，根據統計，60歲以上每8人就有1人，70歲以上每4人就有1人，而80歲以上每2人就有1人為此病所苦。

此病症的發病因子其實與許多其他疾病相同，那就是有「萬病之源」之稱的肥胖症。無論任何疾病都有惡性循環，此病症也不例外。患者通常因膝蓋疼痛而行動受限，於是習慣關在家裡，但又因壓力過大而容易有飲食過量的傾向，少動多吃的後果當然就是肥胖。人一胖，膝蓋的負擔愈重，疼痛程度自然隨之加劇，於是更不想動……如此惡性循環下，病情當然每下愈況。

肥胖是膝蓋的大敵。太胖的話，膝蓋所受的負擔可能增至3倍。反過來說，只要減輕體重，就能減輕膝蓋的負擔。因此我經常苦口婆心要病患減重，然而還是有很多人無法脫離如此惡性循環。

目標是成功減重

因此我開始設法協助病患進行減重計畫。當時我使用的是中藥療法，也的確得到某種程度的效果。但有些病患因為怕有副作用而不敢服用中藥，同時還有大約4成的病患無效。

於是我又試著為這些病患設計新的營養計畫，進行所謂的熱量控制。

然而他們又不是糖尿病患者，要他們時時計算熱量，改變烹調方式，乖乖忌口，兩餐之間也不吃點心，還要他們持之以恆遵守這些守則，這簡直是強人所難！所以幾乎是全軍覆沒。

我記取「這不能吃、那不能吃」這種熱量控制的失敗教訓，並反過來設計一套確實攝取瘦身必須之營養素的「吃這吃那戰法」。

我向他們介紹瘦身必須的營養素，

諸如燃燒脂肪的必要輔酶（維他命B群等維他命及礦物質）、富含食物纖維的食材及食品，建議他們積極攝取這些東西。

結果呢？

竟然所有人都胖了！這些計畫失敗的理由是什麼呢？

熱量控制計畫的失敗是因病患本身動機就不夠強，很多人無法真正付諸行動，所以還不難理解。體重暫時減輕的人事後也幾乎都復胖了。

雖然所有患者都付諸實際行動，確實攝取瘦身必須的營養素，但大半的人竟然都胖了。其中原因實在讓人百思不解。

於是我重新研究營養學、現代飲食學、預防醫學等，結果發現問題應該是出在我們日常的飲食習慣。

現代飲食習慣究竟出了什麼問題？

問題是什麼呢？有「量」與「質」兩點。「量」指的是代謝所需之營養素的失衡，而「質」指的是有違日本人食性之食物的氾濫。熱量控制計畫及吃這吃那戰法未能順利進行的原因，都足以說明「量」與「質」兩個問題中「量」方面的問題。

如圖所示，現代飲食習慣似乎熱量偏高，而維他命及礦物質卻顯然不足，而導致整體呈現失衡的狀態。

維他命和礦物質是代謝熱量（製造體力及細胞）的必要輔酶。若輔酶相對於熱量所占的比例過低，則無法完全代謝吃進來的熱量，結果將導致多餘熱量以脂肪形式屯積在人體內。換句話說，就是會發胖！

●現代飲食習慣的嚴重問題——營養過剩造成營養失調

攝取過多3大營養素，只有熱量增加（營養過剩），
而卻未攝取副營養素（營養失調）的狀態

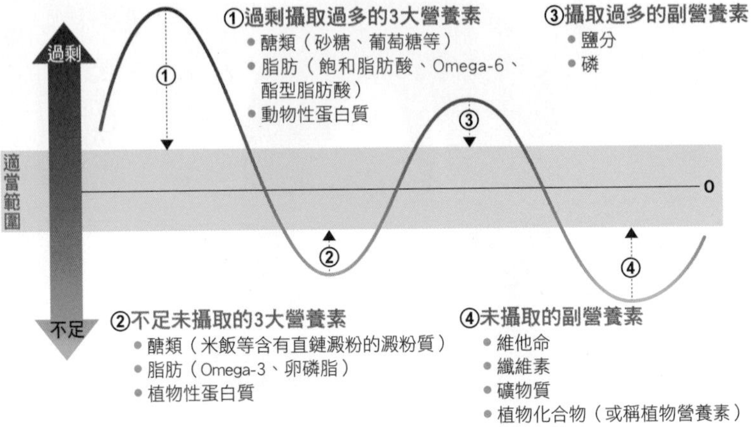

要解除如此狀態，必須減少補充三大營養素時過量吃進去的熱量，同時也必須增加副營養素的攝取。不過飲食減量雖然可減少熱量，但副營養素也會相對不足，這樣並不能改善失衡的狀態。

提到吃這吃那戰法，其實富含維他命及礦物質的食材或食品當中，也同時含有熱量。這套方法的確增加維他命及礦物質的攝取，但熱量的攝取也同時提高了。最後無法完全代謝的熱量就會囤積在體內而造成肥胖。

而且，如圖所示，醣類、脂肪、蛋白質三大營養素的攝取也不是來自本來該吃的食材，在「質」方面顯然有所偏差。

光從注意飲食下手終究無法徹底解決「量」與「質」的失衡狀態，必須另找

能夠補充營養素的方法。最後尋獲的答案是，專為提供人體缺乏之營養素而製造出來的產品——營養補充品。

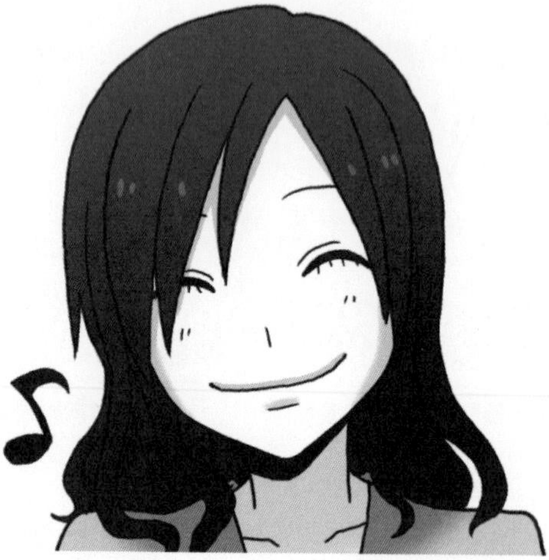

光吃蔬菜會營養不足

如果只是攝取大量蔬菜，也不一定就能變健康。有些蛋白質及脂肪等營養素無法從蔬菜獲得。均衡攝取必要的營養素才是最重要的。

光吃蔬菜無法充分獲得人體必需的營養素

「為了健康，我總是吃大量的蔬菜。」很多人都有這種觀念。但真的只要吃蔬菜就能健康嗎？

含有豐富維他命及礦物質的蔬菜的確有益健康，但若只吃蔬菜便無法獲得必須的蛋白質及脂肪，而無法維持身心雙方面的正常代謝。

草食性動物能從植物製造構成身體的基本要素胺基酸（蛋白質的來源）及身體活動所需的醣類（能量的來源）。代謝這些物質所需的維他命及礦物質，牠們也能充分自植物吸收到，因此除植物之外不需再吃其他東西。但人類並沒有這種能力，所以必須吃些植物以外的食物，才能均衡攝取蛋白質及脂肪。

換句話說，「蔬菜有益健康」的說法固然正確，但更正確的說法是，「為了身體健康，蔬菜是不可或缺的食物之一」。

近50年來，蔬菜的營養素已減半

近來蔬菜本身所含之營養素持續下滑一直是個問題。事實上蔬菜的營養素已大幅減少。

為什麼營養素減少的情形如此嚴重呢？那是因為人們持續在窄小的土地上進行連作，又大量使用農藥及化學肥料，導致原本儲存在土壤中的礦物質等有機物或無機物大量減少。

蔬菜營養降低也和農業及環境方面的問題有關。照理說只要改良土壤並改種營養價值高的蔬菜就能解決問題，但事實上

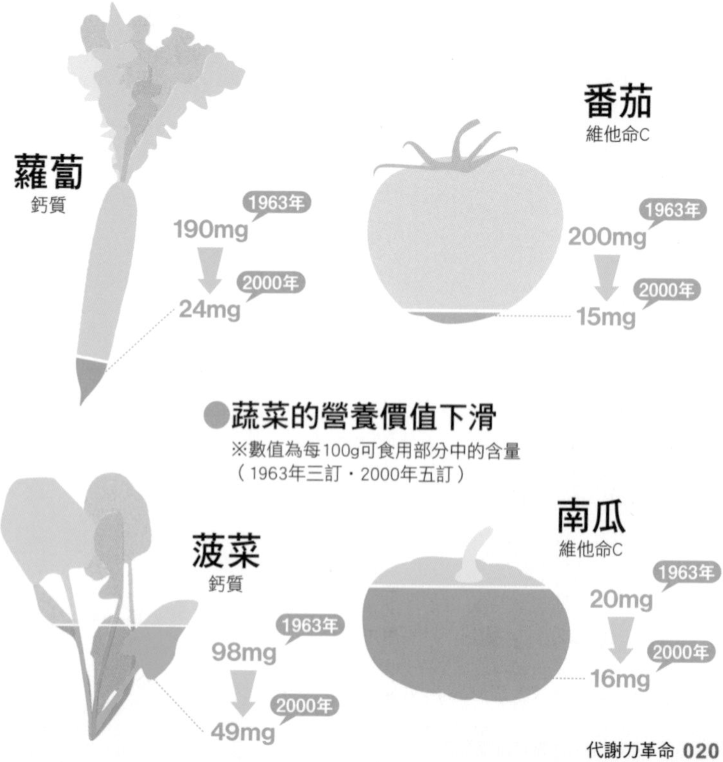

●蔬菜的營養價值下滑

※數值為每100g可食用部分中的含量
（1963年三訂・2000年五訂）

問題卻不是這麼單純。

「有機栽培就安啦」的誤解

最近大家都從安心及安全的觀點出發，把焦點集中在未使用化學肥料栽培的有機農產品。然而可不是有機栽培的蔬菜就能完全放心喔！

為了種出好吃的蔬菜，必須讓更近乎自然的微生物在土壤中活動。所以最好是使用對土壤環境更好，同時更接近自然的有機堆肥。但若過度使用有機堆肥也會引起問題，那就是農作物中會殘留硝酸。

為了維持植物健康，肥料中必須含有適度的硝酸。而只要日曬充足且土壤中含有充分的礦物質，那就沒問題了。但若過度施肥、日曬又不足的話，硝酸就容易殘

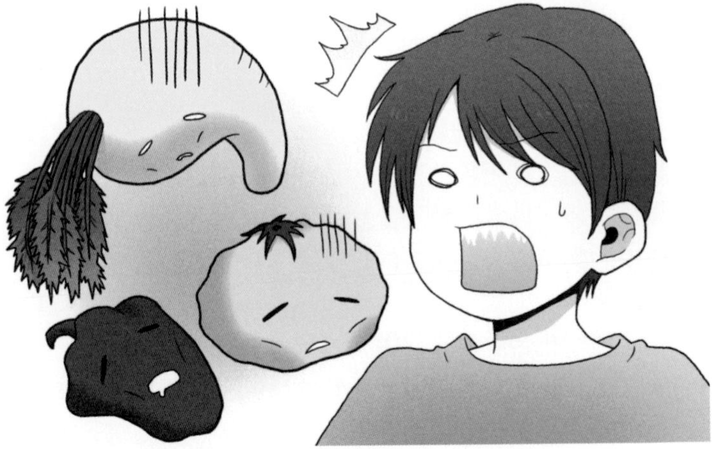

留在農作物中。

硝酸為什麼會造成問題呢？其實硝酸本身是無害的，只是進入人體就會變成亞硝酸，可能還會進一步生成一種稱為亞硝酸胺的致癌物質。此外也可能形成胰島素分泌上的障礙而導致糖尿病。

為了預防攝取過量銷酸，應盡量避免食用溫室栽培的蔬菜，多選用露天栽培的作物。至於烹調方式，我建議依照「水煮↓瀝乾↓過冷水↓擰乾」的順序（但要注意維他命C流失）。

除了蔬菜，還要注意亞硝酸鹽這種食品添加物。這東西一般都把它拿來當做發色劑，添加在火腿、培根、香腸及醃漬品等食品中，所以要注意別攝取過多這類加工食品。

即使營養價值下滑，蔬菜仍是不可或缺的！

雖然蔬菜的營養價值的確已大幅下滑，但也不能因此就說吃蔬菜毫無益處。

蔬菜中含有植物化合物（或稱植物營養素）等蔬菜為維持自己生存所需的成分。這些成分因為具有高度的抗氧化功能，近年來特別受到矚目，最具代表性的就是大豆中的異黃酮及茶葉中的兒茶素。我想應該很多人聽說過吧。

植物化合物中一定還有尚未被發現的物質，且蔬菜中也應含有許多可以增進人體健康的有效營養素。這些有用的成分無法自蔬菜之外獲得，所以一定要每天吃蔬菜。這是非常重要的。

要養生，光靠健走是不夠的

以阻力性運動鍛鍊肌肉可以……提高基礎代謝量提高脂肪燃燒效率、提高能量代謝效率保護關節提高骨質密度並增進骨骼健康、提高肝醣的貯存量並增加耐力。

健走是次要運動 最重要的運動是阻力式運動

大家都知道要減肥一定要運動，但您是不是也以為健走是最佳消耗熱量的有氧運動呢？

一定有人強忍膝蓋的疼痛努力健走，或因持續健走導致膝蓋痛到無法忍受吧？若原本已因年長或罹患疾病導致膝關節附近的肌肉退化，又勉強從事健走運動的話更會加重膝蓋的負擔，只會助長關節炎或導致膝蓋變形，反而可能加重病情。明明是為了養生才減肥的，這麼一來卻適得其反。

因為一提到減肥，大家都只注意要「減」，卻沒注意該「增」的問題。

為了消耗熱量，一般人多半只想到健走之類的有氧運動。但其實人體真正需要的，卻是能夠維護肌肉和關節的伸展運動、舉啞鈴或復健體操等阻力式運動。

阻力式運動是藉增加肌肉負擔的動作預防肌力退化，同時達到維持及增強肌肉的效果。即使是上年紀的人或病患，也能配合自己體力進行。如此不但能增強肌肉，還能有效減肥。

不過，要進行運動的先決要件是均衡攝取身心必須的營養素，此外充分的睡眠也是不可或缺的前提之一。在營養不足或睡眠不足的狀況下運動反而會危害身心健康。

增強肌肉有那麼重要嗎？

為了消耗飲食所攝取的熱量必須加強人體的代謝能力。如圖所示，代謝作用可分為3種。

①消化食物所需的「飲食誘發性代謝」。

②跑步或走路時，因身體動作而引發的「運動誘發性代謝」。

③人體必須時時維持體溫，心臟自然會跳動，而即使靜靜地什麼也不做，為維持這些生命基礎活動，人體也會自動進行生理性的「基礎代謝」。

其中①「飲食誘發性代謝」及②「運動誘發性代謝」合稱為能量代謝。但③基礎代謝卻居三者優先順位之首，且份量也占了整體代謝的6～7成。

要有效且大量消耗熱量，最重要的是提高基礎代謝量，而其中的最大關鍵就是肌肉。

人體有許多臟器，但唯一能依自己意

思增強的就是肌肉。肌肉所需的熱量約占基礎代謝的4成。換句話說，加強肌肉就能依比例提高基礎代謝量。如果健走的距離相同，時間長度也相同，但若依肌肉量的比例來說，肌肉多，所消耗的熱量也會隨之增多。

代謝的種類及所占之比例

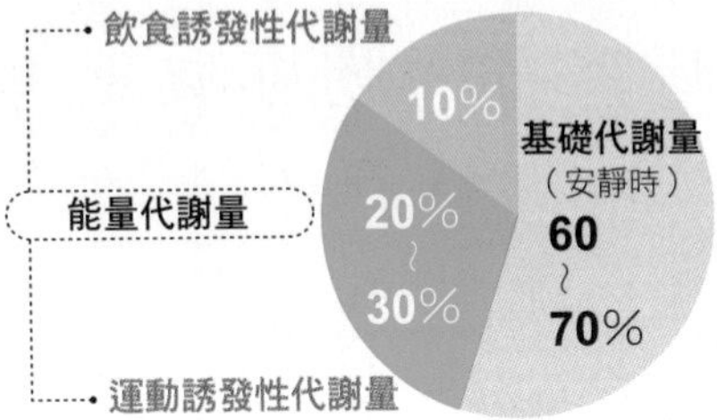

肌肉愈多，愈容易燃燒脂肪

增加肌肉的好處還不止如此。

文明病的溫床在於內臟脂肪及皮下脂肪，而若要有效率地燃燒這些脂肪更是少不了肌肉。

基礎代謝進行時，人體各器官所消耗之熱量的比例

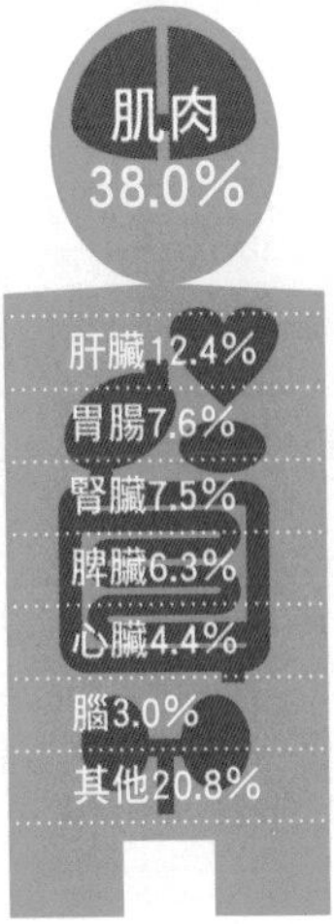
肌肉
38.0%
肝臟12.4%
胃腸7.6%
腎臟7.5%
脾臟6.3%
心臟4.4%
腦3.0%
其他20.8%

人體所貯藏的脂肪大約有7成要靠肌肉燃燒。只要擴大肌肉這個燃燒場地，就能燃燒更多脂肪，效率自然大大提升。即使同樣做1小時的有氧運動，肌肉愈多就能燃燒愈多脂肪，所消耗的熱量當然也更多。

前文提過，若突然進行健走會導致膝蓋疼痛或助長關節變形。肌肉支撐在關節周圍以連接骨骼，對關節有保護作用，因此加強肌肉就能維護關節。

此外也會增加骨骼的負重力，因此若持續運動，骨質密度會隨之提高，骨骼也會愈來愈強壯，還能預防骨質疏鬆症。

我推薦阻力式運動的理由還有一個，那就是因為這種運動特別適合日本人。

阻力式運動特別適合日本人

日本自古就是農耕民族，農田作業主要就是肌肉運動。而日本式的生活習慣就是一連串蹲下、站起來的動作，這也和強化下半身肌肉的運動有相同的效果。所以日本民族的主要運動一向是阻力式運動，而非有氧運動。

再來提到飲食。日本人的主食是米飯。米飯中的醣類會轉變為肝醣，貯存在肌肉中以維持特別的耐力，所以能長時間從事農務工作。但現在農務和日本式生活型態已消失，所以我們必須找出一項替代的運動。

要養生，光靠營養補充品是不行的

只吃營養補充品是沒有效果的。必須讓身體吸收並利用這些補充品，同時必須養成良好的生活習慣。讓我們改善生活習慣，並均衡地調配飲食、運動和營養補充品吧！

維他命療法的成果

1997年剛開始推行維他命療法時，我是以營養補充學為基本原則，從補足人體容易缺乏的營養素切入進行。但當時還沒有綜合維他命或綜合礦物質等均衡調配組合過的複方營養補充品，故必須多方攝取個別營養成份的營養補充品才能獲得綜合的營養補給。

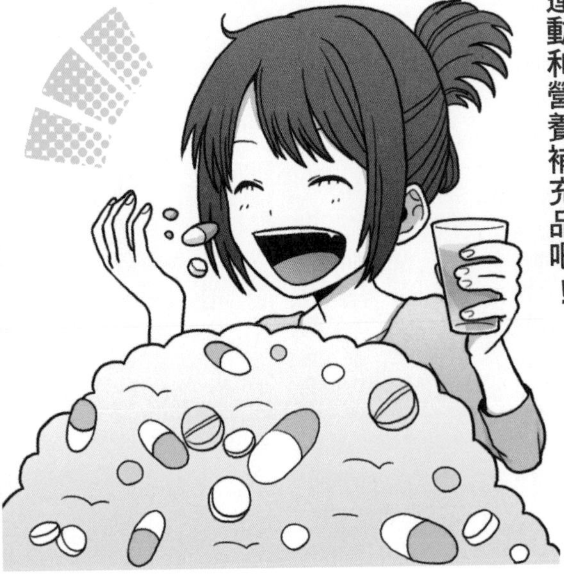

維他命方面，我選了β胡蘿蔔素＋維他命B群（一次可獲得8種維他命B）＋維他命C＋維他命D＋維他命E。因維他命B群和維他命C屬於水溶性維他命，所以分別在早餐及晚餐時服用。其他則只在早上服用一次。

礦物質以鈣質為主，必要時再加上鐵劑。此外因患者飲食較缺乏大豆和魚類的攝取，所以也加入卵磷脂及EPA／DHA（多元不飽和脂肪酸）。

我當時讓幾位患者連續如此服用3個月後再做調查，結果發現症狀多有改善：「變得不容易疲倦」、「皮膚和頭髮都比以前好多了」、「變得比較好睡」、「不再感到焦慮」。但另一方面卻也有許多人回應說：「感覺是有比較好啦，但卻看不出具體上有什麼改善。」如此結果實在令人意外。

為什麼沒有改善呢？

於是我試著將看得見症狀改善的人與沒有改善的人做一比較。我發現有改善的人幾乎都曾積極利用吃進去的營養補充品，且都改變了生活習慣，比方說開始健走、做其他運動或挑戰新的活動。

而沒改善的人多半只靠服用營養補充品，但另一方面卻繼續過著和從前沒什麼兩樣的生活。

必須養成能讓營養補充品發揮功效的生活習慣

可見只靠服用營養補充品是沒有效果的。

您應該聽過「1粒300公尺」的牛奶糖廣告詞吧？那並不是說吃1粒牛奶糖，身體就等於跑了300公尺，而是說1粒牛奶糖裡面含有足夠讓您跑300公尺的熱量，吃了就能讓您的身體做好能夠跑300公尺的準備。

營養補充品也是一樣。若只知服用營養補充品讓身體做好準備，但卻不自己主動實際利用也絕對無法發揮效果。營養補充品能不能發揮功效，全看自己是否主動利用並養成新的生活習慣。

的確，攝取的種類及數量也相當重要，但更重要的是，該如何妥善利用吃進去的營養補充品，並養成讓營養補充品充分發揮功效的生活習慣。

要養生，必須兼顧飲食、運動及營養的補充

所以只靠飲食、只靠運動或只靠營養補充品，只是改變局部的生活習慣，這樣是無法真正養生的。更別提只吃某種食物就想減肥了，那真是最荒謬的想法。

您還記得17頁「營養過剩導致營養失調」的圖嗎？

要使這個圖接近理想線型，必須從生活習慣下手。從飲食、運動、營養補充品三方面同時進行，才能減少過剩的物質，並增加不足的物質，進而逐漸接近適當範圍。

什麼是可長期進行的正確減肥法

只想在短時間內減輕體重的快速減肥法無法長期持續，實在一點也不理想。如果是為健康而減肥，應該進行的是——能夠促進身心全面代謝、緩慢而長期持續的緩速減肥。

為什麼會復胖？

我想一定有很多人在忙著減肥，不過您是不是只重視能多快看到成果？這是個相當嚴重的錯誤觀念。事實上，有些人靠維他命療法也能在3個月內減重5公斤，半年減8公斤，可惜的是那些人幾乎都在1年或2年後就變得比原來更胖！

這就是所謂的復胖。那麼，為什麼會

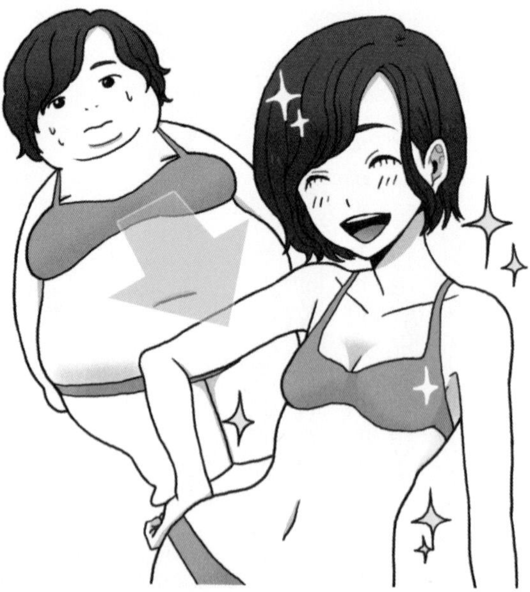

復胖呢？

若解釋錯誤，一定會導致相同的失敗一再重複。在維他命療法的復胖現象應解釋如下：

若3個月能瘦5公斤，那麼照這樣繼續下去，2年就能瘦40公斤，這人恐怕就要從這世上消失了。

不過若3個月減5公斤，大家心裡一定都為減肥成功而開心不已。但另一方面，您的身體卻因如此劇烈變化而誤以為發生危險狀態：「再這樣下去就慘了！得趕緊想想辦法！」進而開始搜尋對策。陷入飢餓狀態的身體拚命想恢復原狀，而不斷試著調節體內的平衡。

這種人體嘗試恢復的力量是一種自我療癒力，而最後勢必造成復胖。沒有抵抗力的人若持續勉強進行減重，甚至可能導致死亡。

緩速減重才理想

其實復胖的人筋骨和體內多半會產生水分減少的現象。他們的共同特徵是基礎代謝量明顯減少，身體就是因為這樣才以為發生危機狀況。

因此，若要不復胖，最重要的就是別讓基礎代謝量下滑。換句話說，必須注意維持或增加肌肉，同時緩速燃燒過剩的脂肪或減少脂肪。這種情況下，通常不可能在3個月內減5公斤或半年減10公斤。

只要均衡調節飲食、運動並攝取營養補充品，就能讓身心得到全面改善。如此一來，就能增進代謝功能，燃燒多餘的脂

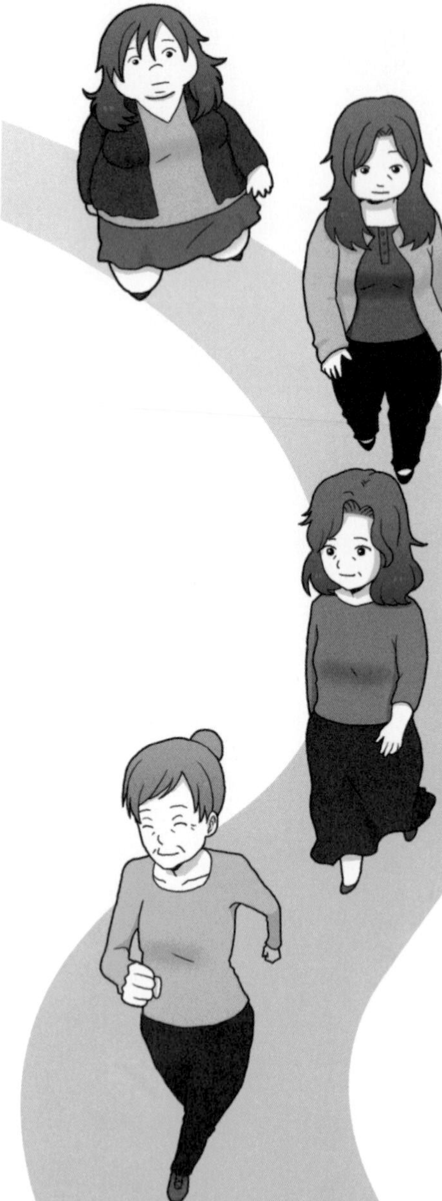

肪，體重自然也能逐漸減輕。進行這種緩速減重，身體也不會產生危機感，當然也不會發生復胖的情形。

為了不讓身體產生危機感，一定要注意別讓肌肉退化或萎縮。

為養生必須進行減重計畫，但基本上應該進行的是能促進整體代謝的緩速減重。因為是持續一輩子的緩速減重，所以理想情況是，隨著年齡增加身體也愈來愈健康。如此計畫的終極目標是：「死在最健康的時候，希望能走路上天堂」。

從兒童個案發現精神代謝的存在

那些孩子太胖，無論身體面或精神面都稱不上健康，但隨著改善肥胖體態，亦即改善身體狀態，精神面卻也逐漸獲得改善，我才發現精神代謝的存在。

因孩子肥胖而求助於維他命療法

因小孩肥胖而求助於維他命療法的案例相當常見。兒童肥胖的起因有可能是腦瘤或內分泌方面的疾病。醫師通常都要驗血以確定不是疾病所引起，接著才給予具體建議。不過檢查時幾乎所有人都會出現幾個相同的問題。

首先，相對於身高，體重及體脂肪都明顯過高。接著，驗血的結果也是屬於高血脂症，換句話說就是膽固醇及中性脂肪過高。其中有個小學1年級學童，雖然才6歲就已患有高血脂症，還併發肝功能障礙。給他照了腹部超音波後，又進一步發現他已罹患脂肪肝。明明還是個孩子，卻已罹患和大人一樣的文明病。

但他的問題還不單是身體方面的問題。請看以下對話。

醫師：「你最喜歡哪一門課？」

小孩：「沒有特別喜歡的。」

醫師：「放學回家都在做什麼？」

小孩：「沒事閒晃。」

這樣豈不是和糟老頭沒兩樣嗎？驚人的是，他最後還迸出一句：

小孩：「大概是最近喝多了！」

當然他喝的並不是酒，而是果汁。不過不僅是他已呈病態的身體，就連他的精神狀態都和啤酒肚突出的中年歐吉桑相仿。

改變飲食習慣＋營養指導＋營養補充品＋運動＋睡眠

這些孩子幾乎都偏愛質地較軟的食物，且吃東西速度很快，幾乎都沒咀嚼就囫圇吞下去了。因此無法藉咀嚼的動作刺激飽足中樞，也來不及吸收血糖刺激飽足中樞，於是經常吃下過量的食物。所以最重要的指導就是教他們飲食的基本原則「細嚼慢嚥」。

此外還要改正一個最近愈來愈常見的壞習慣，那就是固定只吃某種食物的偏

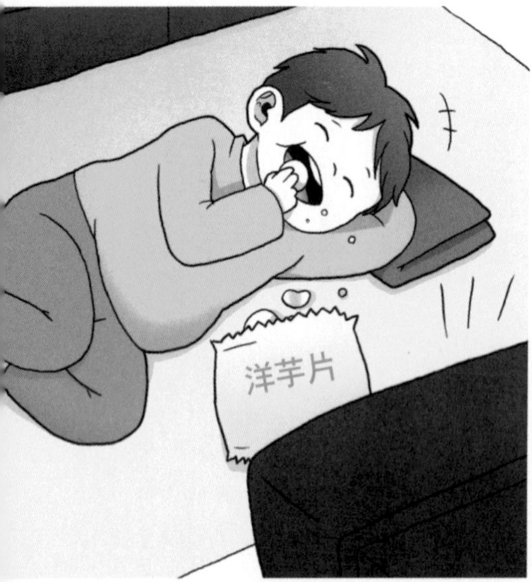

食習慣。必須教他們每道菜都確實細嚼慢嚥，逐一享受各種食材的原味。如此飲食方式可以減輕他們對食物的喜惡程度，亦可避免攝取過量的調味料，還有防止飲食過量的效果。

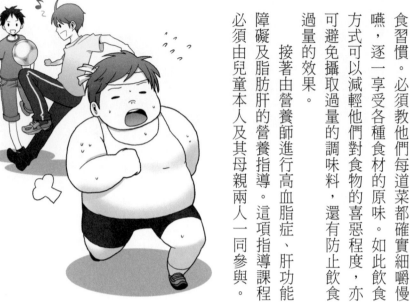

接著由營養師進行高血脂症、肝功能障礙及脂肪肝的營養指導。這項指導課程必須由兒童本人及其母親兩人一同參與。

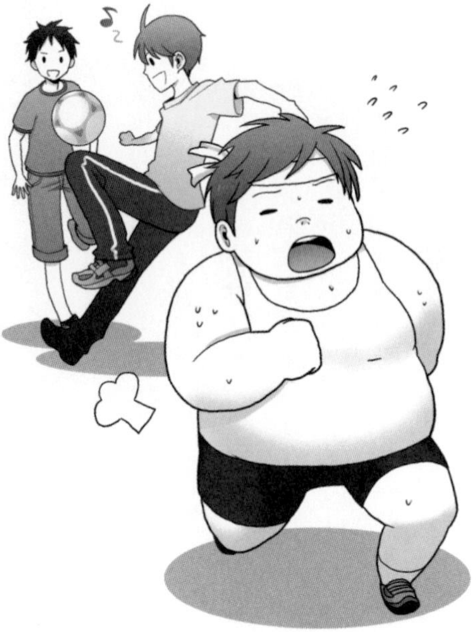

此外再以當事人能夠理解的方式，向他說明營養補充品的攝取方式、運動及睡眠的意義及配合方式、各方面同時進行的重要性等。

然後要孩子們認真執行3個月。

3個月後，回診的孩子們在身心雙方面都有了令人刮目相看的改變。不但所有人的高血脂症都獲得改善，體重也順利減輕，體脂肪指數更是大幅降低。原本抱怨自己「稍微動一下，就喘不過氣來」或「懶得動」的孩子都能運動而不感到疲倦，且個個體型看來都比數字所顯示的還要纖瘦而結實。

精神面的變化比身體面還要大

原本連精神狀態都老態龍鍾的孩子

身上也發生戲劇性的變化。他們說：「身體都變輕了」、「跑步是我的強項」、「變得不容易疲倦」、「我現在都不會喘了」、「我好喜歡跟朋友玩」。

母親們也說：「不再沒精打采」、「生活有了節奏感且充滿朝氣」、「變活潑了」、「樂觀得和以前判若兩人」精神方面的評價顯然比身體方面高得多。

有些母親說：「我原本以為他不太在意自己肥胖的情況，但其實他一直都有自卑感。效果一出現就愈來愈認真，同時變得愈來愈有信心。」也有母親說：「那孩子以前太胖的時候，運動方面完全不行且個性十分內向。現在他居然加入足球隊，個性變得好開朗」

原本身心雙方面都像個老頭的小孩，減重後不但身體變得強健、靈活，精神面也同時變得積極進取而樂觀開朗。

心理是否也像身體一樣需要代謝呢？

我從這些現象歸納出一個結論。只要改善身體方面的代謝，就能同時改善精神方面的代謝。不僅兒童有如此傾向，求助於維他命療法的患者，不分男女老少多半都有如此情形。精神顯然也和身體一樣需要代謝。換句話說，也需要營養素及睡眠等基本材料。所謂的「精神代謝」確實存在！

我又假設精神面與身體面二者代謝的基本材料應該差不多一樣。

關於「精神代謝」將在第二章再詳細介紹。

由維他命療法之案例歸納出的答案

由各式案例歸納出以下5項要點。健康無法在短期內做出評斷。無論幾歲，代謝狀態都能改善。應該改善的症狀有5類。代謝的改善應循序漸進。代謝改善後，病症也能獲得改善。

由維他命療法所歸納出的結論

現在來談談自我開辦維他命療法以來，從那麼多患者身上究竟了解哪些事項，並以此做為第一章的結論。

首先，有些個案成功，有些失敗，但從各式的案例我終於了解以下5項要點。

①健康無法在短期內做出評斷

3個月減5公斤之類的快速減肥法1年後將會復胖，骨質密度也會下降，更有導致變形性膝關節症惡化之虞。體重雖然減輕，但精神方面的狀況卻愈來愈難控制。養生的動力低下且配合意願低，最後總是難逃失敗的命運。短期的成果根本無法稱之為成果。

②無論幾歲，代謝狀態都能改善

愈年輕，代謝的改善情況就愈迅速。年紀愈大愈慢，但即使99歲高齡，骨質密度仍可增加，代謝也絕對能獲得改善。

③應該改善的症狀有5類

⑴新陳代謝的停滯症狀⑵能量代謝的停滯症狀⑶精神面的不安症狀⑷日常生活面的不安症狀⑸疾病症狀

④代謝的改善應循序漸進

順利改善的案例在以上⑴～⑸項目都依序獲得改善。

⑤代謝改善後，病症也能獲得改善

注意飲食、營養的補充、運動、睡眠、安神運動及呼吸法等，藉著改善整體生活習慣就能改善全體代謝狀況，進而改善病症。

此外，我從兒童減重治療的案例發現「精神代謝」的存在，但套用在大人或高齡患者身上時，卻發現有些案例雖然在身體方面獲得改善，但精神方面卻不見得有進步。

尤其原來就有精神方面問題的患者，未見改善的案例特別多。

有些案例後來甚至因精神方面情況惡化，反而導致身體方面也跟著惡化。

由此可知，當初我以為身心兩方面的代謝材料大致相同，但其實二者之間其實有些差異。若不留意，最後甚至可能導致身心同時惡化的後果。

在此為各位介紹一個維他命療法的案例。就是這個案例讓我發現許多重要事項。

維他命療法的案例

【案例研究】

●想養生，精神狀況卻反而因此衰退，甚至陷入憂鬱症。

（山野一郎．50歲．男性）

山野先生比一般人還注重養生，為了預防代謝症候群，1年前開始改變飲食習慣，開始服用營養補充品並開始運動。

3個月後，體重及體脂肪順利降低，整個身體狀況也相當不錯。但後來精神方面卻逐漸失去控制，導致整個身體狀況也跟著崩潰，最後變得無法運動，還出現憂鬱症的症狀。如今甚至造成工作上的障礙，半年前開始在精神科接受藥物治療。

他到維他命療法科就診是希望了解今後該如何重建身心雙方面的健康。當時的驗血報告並無任何異常。

【飲食】他原來的飲食習慣就是不吃肉，而以魚及大豆為主。50歲過後，因為怕得到代謝症候群，1年前開始改以糙米為主食。同時盡量不吃蛋及乳製品，因為怕裡面所含的膽固醇及脂肪過高。

【營養補充品】每天喝1瓶（500cc）的胺基酸（BCAA）飲料，同時每天服用維他命C。此外也服用EPA／DHA（多元不飽和脂肪酸）。

【運動】每天做阻力式運動＋有氧運動。但憂鬱症症狀出現後就逐漸做不下去，目前已完全停止。

【睡眠】無法自然熟睡，需靠安眠藥才能入睡，但起床時都覺得沒睡飽。

【個性】個性原本就一板一眼，凡事不知變通，屬於神經質的個性。

【身體組成分析（INBODY）資料】

身高：165cm　體重：70kg
體脂肪率：22%　肌肉量：52kg
W／H（腰臀比）：0.9
BMI（肥胖度）：26
BMR（基礎代謝量）：1392卡

根據病患的說法，一開始處理代謝症候群時並無特別問題，但後來身體方面產生效果後，精神面也隨之出現狀況。逐漸變得焦慮不安並感到沮喪，後來甚至無法順利與他人溝通。

一與人交談就立刻趕到疲倦。睡不著，有時整晚睜著眼到天亮。失眠的日子愈來愈多，漸漸開始請假不去上班。朋友建議他去看精神科，醫師診斷後說他罹患憂鬱症及失眠症。於是開始服藥，公司方面也辦了留職停薪的手續。

目前看來有些改善，但基本上仍時好時壞。

山野先生積極養生，也的確出現成果，但最後卻演變成如此狀況。問題究竟出在哪裡呢？

讀了第二章，您就可以知道答案了。

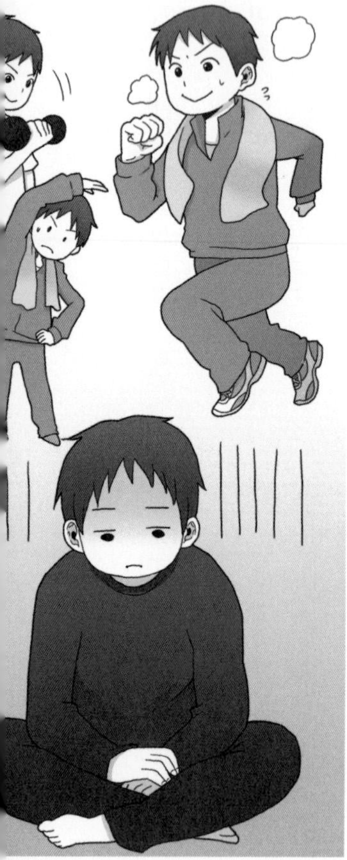

第2章

養生法要融入「精神代謝」觀念

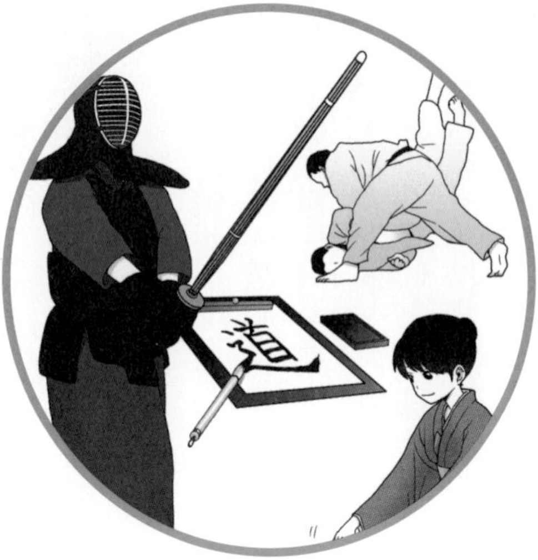

身體變得健康，恐怕心理也不見得會跟著變健康。
因此，應該將精神放在和身體同等地位評估。
那麼是否該將精神特別從身體的代謝獨立出來呢？
本章將為您解說由此衍生出來的全新的代謝觀念「精神代謝」。

身體有代謝作用，心理也一樣會代謝

身體有「新陳代謝」及「能量代謝」的作用，
心理也有「生物學的代謝」及「社會性精神代謝」。
往後的養生計畫勢必將以理解並強化以上4種代謝為目的。

身體的代謝與腦部代謝的差別

第一章曾為各位介紹幾個兒童案例。他們都因身體狀況改善而意外地連精神方面也獲得好轉。然而也有像山野先生這種反而造成憂鬱症的案例。

看到這幾個案例後，我開始有了一個想法。身體必須代謝外來材料才能變得健康，而心理應該也像身體一樣，必須藉由代謝特定的外來材料才能變得健康。

換句話說，我發現增進身體和心理健康所需的材料各不相同，必須經常分別評估二者的健康狀況，並試著慢慢取得其中的平衡。

心理健康對身體健康的重要也不容忽視。因為只要活著世上，心對人而言有多重要，這是無庸贅言的。既然要分別考慮身心兩方面的健康，就應視精神為獨立的代謝，並與身體的代謝同等重視。

且精神代謝這觀念是特別把腦部獨立出來，而將其他所有臟器視為一體。換句話說，精神和心理對應的是腦，而身體指的是腦以外的臟器。

更何況二者的代謝材料不同，所以腦的代謝必須自身體的代謝獨立出來。

事實上體內也有如此區分此二者的構造，那就是血腦障壁（Blood-Brain-Barrier，以下簡稱BBB）。

這道障壁就是區分身、心的構造。此障壁的功能是維持腦內環境的平衡（恆常性），阻止外部細菌或病毒等毒物或擾亂物質的入侵，篩選並吸收精神代謝所需的材料，同時排除不需要的物質（關於BBB，71頁將有詳細介紹）。

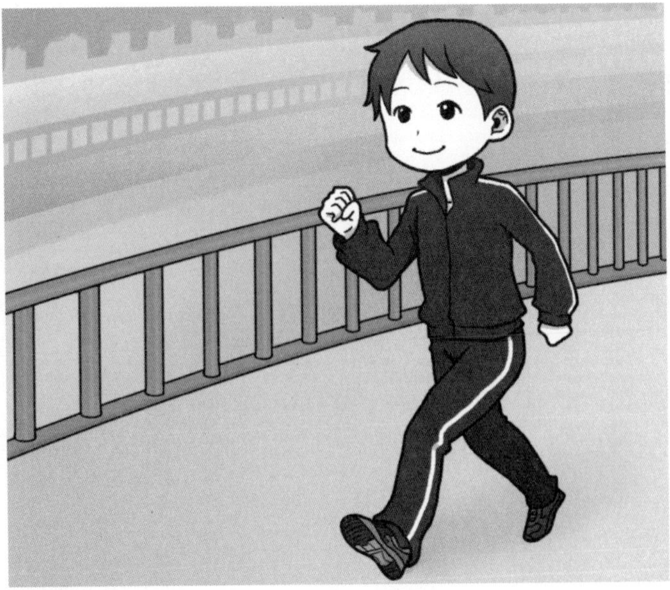

有意識的健走活動可以促進能量代謝。

腦是完全獨立的臟器。身體的代謝可分為新陳代謝及能量代謝，而精神代謝的觀念就是希望以這種方式分析腦部的生活動。

姑且不論其他動物，人類的精神特別發達，因此若以過去漠視精神只注重身體的生物學觀點，根本無法獲得正確的了解及評價。畢竟人類就是憑精神上的發展才得以使科學不斷進化而得以建構現代化的社會。

不過話說回來，人類也是脆弱的動物，若只知盲目追求精神發展恐怕會自尋死路。此外，也可能因懦弱而傷害他者。

這就是人類個性上的強弱差異，也可視為每個人個別精神代謝所製造出來的產物。

腦與身體不可或缺的4種代謝

一般說來，動物的代謝可大致分為2種。一種是生成並維持肉體運作的「新陳代謝」，另一種是提供身體活動所需的「能量代謝」。所謂新陳代謝是一種生成肉體的工程，每天重新製造頭髮、指甲、皮膚、肌肉、血液、骨骼、激素等，而且是在無意識的情況下進行的。

另一方面，能量代謝主要是負責供給身體活動的能量，而且是在有意識的情況下進行的。大家常做的健走運動雖不是新陳代謝，但也是在有意識的情況下進行的，是屬於促進能量代謝的運動。

和身體的代謝一樣，心理的代謝也可分為兩種。

一種是在無意識的情況下進行的「生物學上的精神代謝」。這是動物的一種本能。任何動物的心理都能無條件產生這種反射動作或稱本能反應，還能製造激素及神經傳導物質。包括在無意識情況下產生的恐怖感及喜怒哀樂等情緒。

在概念上雖然可與身體的代謝做出區隔，但其實激素及神經傳導物質也和其他身體組織一樣，是在無意識的情況下製造出來的，所以事實上是無法完全區隔的。這部份是與其他動物相同的代謝作用。

但人類的心理還有另一種代謝，即「社會性的精神代謝」。這是在有意識的情況下製造出來的能量代謝，且是人類發展出來的特有代謝活動。吸收情報及知識後，透過大腦新皮層重新思考並改造，再運用語言與他人溝通以進行社會化的生活。

代謝是有一定順序的

基本的生命流程是身心在無意識層面進行的代謝作用完成後，有意識層面的身心代謝活動才能獲得促成。若無意識層面的代謝活動不順暢，有意識的代謝活動也別想順利。要強化生命代謝，必須依照先後順序。若希望加強能量代謝，首先必須仔細備妥新陳代謝的材料，並促進整體代謝。

要改善疾病，必須從改善新陳代謝及生物學精神代謝著手

近來社會壓力過大，罹患憂鬱症的人愈來愈多。拒絕上班、心情沮喪，甚至無法與他人溝通，這些都是和社會性精神代謝有關的主要症狀。而最具代表性的併發症則包括飲食障礙、睡眠障礙、運動障礙等。飲食、睡眠、運動各方面都受到極大的影響。而一旦這些方面滯礙不通，人體的新陳代謝及生物學精神代謝也將隨之陷入停滯狀態。

這些症狀該如何改善呢？只要透過將目標設為改善社會性精神代謝的諮商或藥物來治療就行了嗎？重點是，社會性精神代謝的根源是生物學精神代謝，而若不改善生物學精神代謝，人將無法生活，治療也就無用武之地！

因此首要工作應該是善用安眠藥或抗憂鬱藥物，重新打通生命代謝的通路，並備妥一切所需的材料。

4種代謝

	精神（心理）方面		精神（心理）方面
有意識	**社會性精神代謝** **（培養心智）** 以社會生活中的情報或知識為材料，進行思考或創造的活動。可透過與他人之間的交流、對話或所得之情報製造。若社會性精神代謝安定，人際關係也自然安定。	BBB（血腦障壁）的存在	**社會性精神代謝** **（培養心智）** 以社會生活中的情報或知識為材料，進行思考或創造的活動。可透過與他人之間的交流、對話或所得之情報製造。若社會性精神代謝安定，人際關係也自然安定。
無意識	**生物學精神代謝** **（增長靈性）** 近乎本能，受激素及傳導物質控制。靜止運動及睡眠為必要材料。生物學精神代謝若不順暢，社會性精神代謝也無法順利。		**新陳代謝** **（生成肉體）** 生成肉體並維持身體基本所需。只要活著就不可或缺的基本生理活動。需要阻力式運動和睡眠的配合。新陳代謝若不好，所有代謝活動都會出問題。

如圖所示，4種代謝可分為無意識層面的身心代謝及有意識層面的身心代謝，而同時又可以BBB為區隔，分為精神性代謝及身體性代謝。請注意，這兩種區分方式是以縱軸及橫軸劃分的。

還有，生命代謝的整體進行順序是由圖的下方往上方，亦即自無意識層面往有意識層面進行。

改善代謝有優先順序

若新陳代謝不順，就無法促進能量代謝。生物學精神代謝若不順，就無法促進社會性精神代謝。改善的先後順序應該是先從肉體的生成及靈性的增長著手，然後才輪到能量的製造及心智的培養。順序錯了，代謝就會產生停滯現象喔！

只改善局部的代謝是行不通的

養生的目的是為了強化生命代謝，因此必須確實改善並促進前述的4種代謝，且必須事先了解改善的先後順序。

第一章「由維他命療法之案例歸納出的答案」也曾為各位介紹，當時那些患者想要改善的症狀可分為以下5類。

①新陳代謝的停滯症狀
②能量代謝的停滯症狀
③精神面的不安症狀
④日常生活面的不安症狀
⑤疾病症狀

①～⑤的症狀多半同時存在，但大多數患者都要求局部改善。比方說從②開始進行，或只想改善⑤的症狀。

然而要是照他們的要求，只進行局部改善，最後都無法獲得滿意的結果。

那麼該如何進行才恰當呢？雖然難免花費許多時間，但應該依照①→②→③的順序逐一進行。如此一來整體代謝活動都能獲得改善，全身3大系統（免疫系統、內分泌系統及神經系統）都活化起來，而得以徹底發揮本身年齡最大的自我療癒效果。這麼一來、的生活面也能獲得安定，進而逐漸以自己的能力改善症狀。

兒童及年輕人的改善速度較快，年紀愈大速度愈慢。但無論多老，代謝都有辦法改善，即使是99歲的女性還是可以增加骨質密度喔！

改善代謝應從無意識層面開始著手

改善代謝的先後順序，若套用4種代謝來看的話，就是先從無意識層面的新陳代謝及生物學精神代謝著手，接下來再繼續改善有意識層面的能量代謝及社會性精神代謝的症狀。

簡單說來，身體方面要能生成最基本的肉體，身體才能運動。而精神方面則要先加強並安定負責感受的心智，才能思考並與人溝通。

反過來說，若肉體未妥善生成就無法順利運動，而若無能夠適切感知的心智當然就無法正確思考。

要養生最重要的是必須好好掌握自己哪些代謝妥善進行，哪些尚未妥善進行。生命代謝的起點在於無意識層面，而此層面是無法感知或意識到的。正因如此更應認清這點，並著手增強此領域，這才是最基本的養生要務。

現在的養生法效果不彰的最大原因，就是因為大家都忽略了這個無意識的領域，只知改善有意識層面那些肉眼可見的代謝作用。一提到身體方面的運動就想到健走，提到精神方面的運動就想到腦力訓練。其實這些都是次要的運動。大家都把優先順序搞錯了！

站在精神醫學方面的觀點來看，我們人類是「本能已遭破壞的動物」。要我們在無意識的情況下，靠本能維持或促進無意識層面的代謝已是不可能。比方說，若要大家依本能飲食，恐怕所有人都會過胖吧！

最重要的還是要了解妥善提升無意識層面的重要性。一定要均衡融合肉體及精神，同時奠定身心雙方面的基礎。這才是養生之道。

養生法或節食失敗的最大關鍵就在成功曲線

改善速度因人而異，但事實上因為我們首先是從外表看不見的症狀開始進行，所以即使改變生活習慣仍無法實際感覺到效果。節食的情況也是如此。即使本人努力實行，但數字卻遲遲不見進展。明明已經拚了命，卻仍看不見成效。所以人們很容易感到頹喪甚至就此半途而廢。

為什麼會這樣呢？因為理想與現實之間其實存在著一條大鴻溝。大多數的人都認為通往成功的軌跡是一條直線，但其實只要分析成功節食或養生案例的軌跡就可以發現，絕大部分的人都是循著一定的曲線進步的。這就是所謂的成功曲線。換句話說，實際成果表現出來的是一條曲線。

因為這條大鴻溝，一般人通常會如此焦慮：「都這麼努力了，怎麼還是看不到效果？」、「早就應該出現效果了呀！」

改正生活習慣並持之以恆，即使一時看不到效果，但精神和身體也會逐漸產生變化。日常生活中很難發現這種變化，但只要持之以恆，總有一天還是會發現的。

「為什麼一點效果都沒有呢？」萬一心理浮現如此疑問，就請您想想這個成功曲線圖。半途而廢的話，之前的努力就全部白費了！千萬別放棄，一定要繼續實行！

節食成功的人與失敗的人之間的差異

我長期分析維他命療法患者中順利節食者與無法持續者之間的差異，終於發現以下的結果。

●**成功者**：一開始數字上毫無成果，有些案例的體重甚至反而增加。原因是新陳代謝進步後，肌肉和骨骼的重量增加了。後來加強身體方面的運動，促進能量代謝後，脂肪又慢慢減少。

●**失敗者**：多半新陳代謝未獲得改善就急於改善能量代謝。肌肉尚未生成就運動，導致膝蓋及腰部疼痛，於是放棄節食或任整個計畫半途而廢。

後來甚至出現精神方面的種種問題，例如罹患憂鬱症或凡事提不起勁，或因生活上的意外事件而變得凡事不在乎等。我認為這些問題可能是因勉強控制飲食產生精神壓力，進而導致整體代謝陷入停滯狀態。

●改善4種代謝的順序

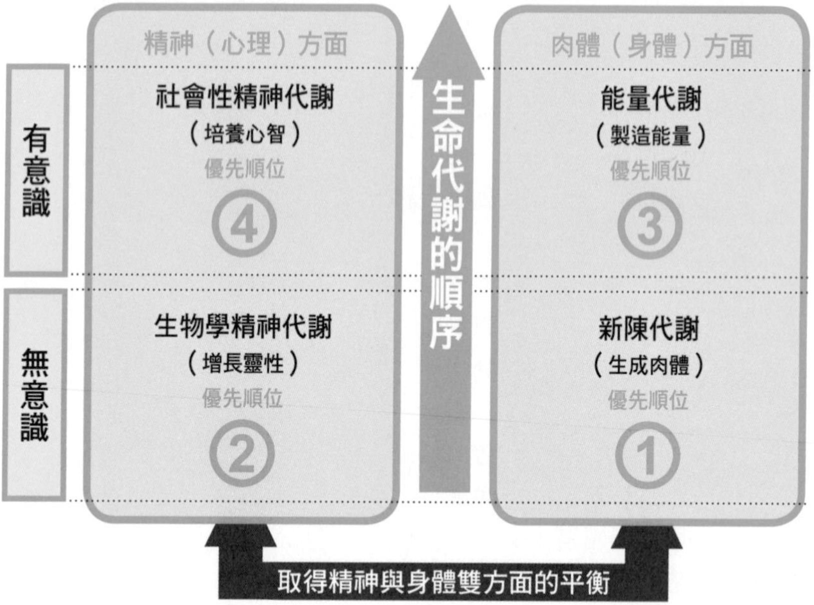

●成功曲線與成功直線

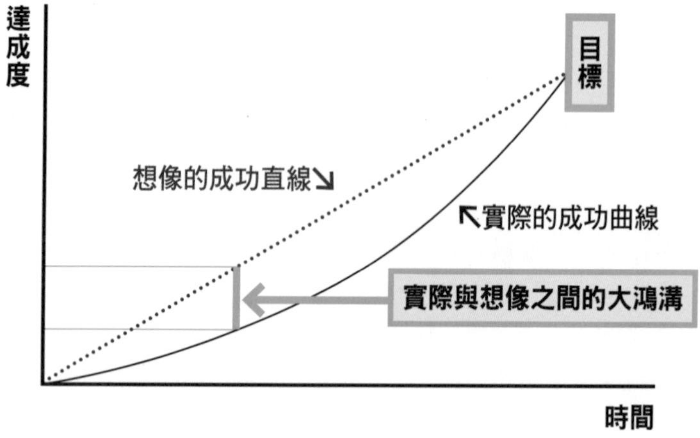

4種代謝的必要營養

無意識層面的新陳代謝及生物學精神代謝所必須的營養主要是：蛋白質、脂肪、維他命及礦物質。

至於意識層面，身體的能量代謝和精神的社會性精神代謝所必須的營養主要是：醣類、維他命及氧。

4種代謝的營養各不相同

4種代謝必須獲得各自所需的營養才能正常運作。這些各自所需的營養整理後一如左上圖所示。其實若僅就營養素來看，無意識層面的①新陳代謝及②生物學精神代謝的必要材料幾乎都一樣，而③意識層面的能量代謝及④社會性精神代謝的必要材料也大致相同。

身心雙方面在無意識層面的代謝活動所需之共同物質，就營養素來說，是蛋白質、脂肪、維他命及礦物質。此外還需要休息及睡眠。至於運動，則需要靜態的運動（伸展運動或禪坐等讓身體和思考靜止的運動）或能增加肌肉負重的阻力式運動。除此之外，家人和精神伴侶的存在也很重要。

另一方面，意識層面的身心代謝活動所需的共同材料，就營養素來說，是醣類及維他命。此外，身體的運動及精神的思考二者都需要氧，且雙方面需要的都是動態運動（健走等需要動到身體的有氧運動或思考、創造等動到腦的運動）。

實際生活中，身體方面所從事的多為無氧運動，但腦部的運動多半都是有氧運動。思考就是一種非常重要的有氧運動。腦力訓練的效果也很好。

改善代謝要從無意識層面開始

如此看來，身心代謝只在意識層面與無意識層面上有所差異，至於營養都一樣。不過，要將蛋白質分解成胺基酸，或將脂肪分解成脂肪酸，身心雙方面所需的材料卻大不相同。整理之後如左下表所示，精神與身體雙方面有明顯的差異。

此外，關於胺基酸及脂肪酸的種類在80頁有詳細介紹，請自行參考。

●改善4種代謝的順序

	精神（心理）方面	BBB（血腦障壁）的存在	肉體（身體）方面
有意識	④社會性精神代謝（培養心智） 醣類、維他命、氧、有氧運動、腦力訓練		②能量代謝（製造能量） 醣類、維他命、氧、有氧運動
無意識	③生物學精神代謝（增長靈性） 蛋白質、脂肪、維他命、礦物質、休息、睡眠、靜態運動或阻力式運動、家人及靈魂伴侶的存在		①新陳代謝（生成肉體） 蛋白質、脂肪、維他命、礦物質、休息、睡眠、靜態運動或阻力式運動

· **進一步分析**

如此看來，身心代謝只在意識層面與無意識層面上有所差異，至於材料都一樣。不過要將蛋白質分解成胺基酸，或將脂肪分解成脂肪酸，身心雙方面所需的材料就有些差異了。請參考下表的整理。

進一步分析營養素

營養素	精神（心理）方面	肉體（身體）方面
醣類	葡萄糖氧	葡萄糖→乳酸（糖新生作用）
脂肪	EPA／DHA（Omega-3）、花生四烯酸（Omega6）、膽固醇、膽鹼（磷脂）	亞麻油酸（Omega-6）、次亞麻油酸（Omega-3）、油酸（Omega-9）、飽和脂肪酸
蛋白質（胺基酸）	色胺酸、酪胺酸（由苯丙胺酸轉換而來）、胱胺酸（由甲硫胺酸轉變而來）、組胺酸	BCAA（纈胺酸、亮胺酸、異亮胺酸）
維他命	（水溶性維他命）維他命B群、維他命C （脂溶性維他命）維他命A、維他命D、維他命E、維他命K	（水溶性維他命）維他命B群、維他命C （脂溶性維他命）維他命A、維他命D、維他命E、維他命K
礦物質	鐵、鋅、碘、硒、鈣、銅、鈉、磷、鎂、鉀	必須礦物質（＊）

・人類要維持健康必須攝取的礦物質稱為「必須礦物質」，大致可分為體內較多的7種主要礦物質（鈣、磷、鎂、鈉、鉀、硫、氯）及極少量的9種微量礦物質（鐵、鋅、銅、碘、硒、錳、鉬、鉻、鈷）。

對身體不好的東西反而是心所需的材料

身心雙方面所需的材料有部分彼此衝突。對身體方面有益，可能對心理有害。而對心理方面有益，卻可能對身體方面有害。甚至還有正好相反的情形，使身體健康了卻造成心理情況惡化，而使心理健康了卻造成身體情況惡化。

腦部所需的必要營養素卻對身體有害？

若檢視前一頁4種代謝所需的材料，可發現生物學精神代謝的材料，如肉類及蛋中所富含的不飽和脂肪酸花生四烯酸（Omega-6）及膽固醇，就對身體不太好。很多人為了養生，盡量不吃肉類及蛋，但其實這些脂肪對腦的代謝卻正是不可或缺的營養素。

膽固醇

大家都知道血液中的膽固醇濃度若超過220mg／dl，就是換了高血脂症。其中LDL膽固醇又稱為壞的膽固醇，且一般人都習慣把膽固醇視為壞東西。但以成人來看，神經方面的整體膽固醇有33g，而其中腦內含量就占了多達25g。膽固醇是腦髓鞘的原料，可防止神經傳導洩漏。又是構成細胞膜的主要物質，並擔任維持細胞膜功能的重要任務。

的確，有心臟方面疾病的人若膽固醇指數愈高，死亡率愈高。而相反地，指數愈低，則死亡率也愈低。但這情形是針對心臟不好的人。根據研究，如果沒有心臟方面的問題，也沒有動脈硬化的現象，將膽固醇指數維持在正常範圍２２０～２４０mg／dl，可能最健康且最長壽。

反之若膽固醇指數過低，則腦出血及腦梗塞發生後的恢復會較遲緩，容易罹患失智症、憂鬱症甚至癌症。指數愈低，死亡率也愈高。因此膽固醇指數過高的確是個問題，但也不是愈低就愈好。

花生四烯酸

花生四烯酸和魚肉中富含的ＥＰＡ／ＤＨＡ一樣，是一種不飽和脂肪酸，但在人體內的功能卻大不相同。而一般對花生四烯酸的印象不太好，總是將它視為一種會導致動脈硬化的油脂。

原因是血液凝固時，花生四烯酸會在凝血作用的要角血小板中合成凝血素ＴＸＡ２，而加速血小板的凝結，使凝集的血塊沉積在血管內壁，進一步導致動脈硬化。

另一方面，若多攝取魚油ＥＰＡ，就會在血小板中合成不具凝結作用的ＴＸＡ３，而Ａ３能有效抑制Ａ２的活動，因此有預防動脈硬化的效果。

但花生四烯酸在腦內是構成細胞膜的重要成分，還能進一步轉化成能夠安神且帶來幸福感覺的極樂醯胺（Anandamide，又稱大痲素）。

只是，Omega-6一類的不飽和脂肪酸及花生四烯酸會在腦內與ＤＨＡ發生衝突，因此合ＤＨＡ該如何均衡攝取是很重要的。若攝取太少花生四烯酸而攝取過多ＤＨＡ，將因無法合成極樂醯胺而無法得到療癒效果。

胺基酸

胺基酸也如ＢＣＡＡ（纈胺酸、亮胺酸、異亮胺酸），可分為兩種，一種是運動時肌肉所消耗的身體系胺基酸，另一種是能轉化為神經傳導物質的精神系胺基酸，如：色胺酸及酪胺酸等。

這些胺基酸進入腦部之前得先通過ＢＢＢ。因為這是唯一通道，所以彼此之間會爭先恐後，若血液中相對的ＢＣＡＡ較多，腦部所需的胺基酸，如：色胺酸及酪胺酸等，就很難通過。於是血清素及多巴胺等物質的合成動作就會陷入停滯狀態，進而使精神方面的代謝作用減緩。

由此可見身體與精神的代謝材料並非完全一致。有些部份不同，而有些部分甚至會互相衝突。因此改善身體狀況不一定也能同時改善精神狀況，有時反而會使精神狀況更加惡化，所以必須分別考量。

腦部唯一的能量來源
葡萄糖

心理營養補充品的必要性
（腦部的抗氧化營養素及抗氧化物質）

腦部將糖代謝成能量時會使用大量的氧，因此會產生自由基。另一方面，腦部代謝所需的ＥＰＡ／ＤＨＡ和花生四烯酸等多價不飽和脂肪酸很容易受到氧化，可能因自由基而轉變為壞脂肪。

要避免此現象，心理營養補充品＝腦部抗氧化營養素及抗氧化物質是不可或缺的。

腦部的抗氧化營養素有維他命Ａ、β胡蘿蔔素、茄紅素、維他命Ｃ、維他命Ｅ（生育醇及三烯生育醇）、硒等。

此外，腦部的抗氧化物質有輔酶Ｑ10、ＣＬＡ（共軛亞麻油酸）、蝦紅素、類胡蘿蔔素、多酚類等。

為了腦部的健康，能夠去除自由基的抗氧化營養素及抗氧化物質實在很重要。還有，抗氧化物質除了從飲食獲得補充之外，更應積極服用營養補充品。

葡萄糖是精神代謝和身體代謝的共同材料，對腦而言更是唯一的能量來源。安靜時，成人腦部的能量消耗量約占全體能量消耗量的18％（新生兒約50％），一天約需120g（約500卡）的葡萄糖。且睡覺時腦部消耗的能量仍和清醒時一樣（睡眠時身體消耗的能量會減少20％）。

但腦部幾乎無法貯藏糖份（僅能貯藏微量的肝醣），只能透過ＢＢＢ獲得供給。然而以肝醣形式貯藏在血液及肝臟中的葡萄糖只夠半天份。

因此「糖新生作用」就開始進行。將糖的無氧代謝產物，如：乳酸或胺基酸（除亮胺酸及賴胺酸之外）、脂肪酸等轉變為葡萄糖，以供給腦部所需。

換句話說，身體必須的葡萄糖也將大半轉變為乳酸，最後才能穩定供給腦部葡萄糖。至於量方面，在肝臟中以肝醣形式貯存60g，肌肉中以肝醣形式貯存120g，脂肪組織中以脂肪形式貯存15000g（15kg）。肌肉中又以蛋白質形式貯存6000g（6kg）。

除了腦部以外，以葡萄糖為唯一能量來源的器官還有副腎髓質、紅血球及睪丸等。根據統計，人類在靜止時，包括大腦在內，1天必須的葡萄糖含量最少是160g。

【案例研究】的驗證

山野一郎個案的解答

現在請您回想第一章最後介紹的山野一郎的個案。

他進行了自以為有益身體的養生計畫，但因他生性認真，即使身體狀況惡化仍持續不斷，最後竟導致心理方面也出現病症。這個個案是過度偏重身體方面的改善而導致精神方面代謝停滯，進而罹患憂鬱症的典型例子。現在就為您說明其中的原因。

原因在於不知不覺招致憂鬱症的飲食方式

他罹患憂鬱症的原因之一是不吃肉或蛋，而以糙米為主食的飲食方式。因為這樣的飲食無法攝取構成心智所須的膽固醇及花生四烯酸，且糙米含有植酸及膳食纖維，因此會將礦物質排出體外，可能導致礦物質不足，也可能降低膽固醇的吸收。

此外他藉著服用營養補充品以補充EPA／DHA，但DHA會阻礙腦內極樂醯胺的合成，恐怕也有誘發憂鬱症之虞。

飲食及其他改善方法

●飲食方面的建議

若將糙米改為發芽糙米，不但可以提升營養價值也更容易入口。我建議他別再吃糙米，請他自行購買精米機，配合身體狀況改變精米程度再食用。

因為他膽固醇指數並未特別高，也沒有心臟方面的問題（如：狹心症或心肌梗塞），所以不必對此過於在意。雖然他本來就不吃肉，但我還是建議他1天吃1個蛋，以攝取能促進腦部代謝的膽固醇及花生四烯酸。如果真的不喜歡蛋，那麼服用花生四烯酸的營養補充品也是個變通辦法。

●關於營養補充品及其他

雖然他每天服用維他命C，但長期且大量攝取維他命C會抑制肌肉粒線體的增加，進而妨礙耐力的增進。此外，也會阻礙SOD（超氧歧化酵素）的合成，而SOD是消除運動產生之自由基的必要物質。因此即使大量攝取維他命C，也別妄想有什麼效果，甚至有可能導致反效果。

因此我要他不能只補充維他命C，改服用綜合維他命及礦物質。至於EPA／DHA的攝取也稍微減量。

至於ＢＣＡＡ（胺基酸飲料），他在停止運動後仍繼續喝，所以血液中的ＢＣＡＡ濃度過高，通過ＢＢＢ時恐怕會妨礙色胺酸及酪胺酸（製造腦內血清素及多巴胺的材料）的通過，因此可能導致腦內神經傳導物質不足而誘發憂鬱症。

除運動時最好別攝取太多ＢＣＡＡ，改喝一般電解質的運動飲料來補充即可。

視情況需要也可改吃胺基酸評分（蛋白質消化率之評分）１００分的粉末狀蛋白質。但不管怎麼說，沒運動的時候就該避免攝取過多ＢＣＡＡ。

此外我還建議他每天做30分鐘以上的日光浴和對身心放鬆特別有效的緩慢呼吸法。至於運動，每天做３次阻力式運動及每週３次、每次30分鐘的有氧運動。

山野先生改變原來的飲食及生活習慣以改善代謝，現在身心雙方面都保持在極佳的狀態。

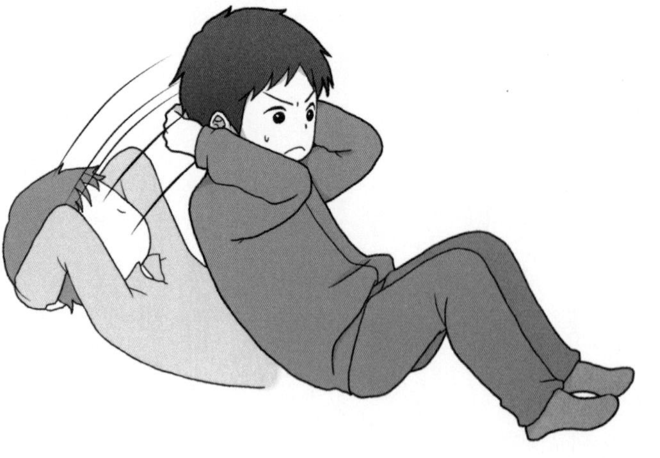

養生與治療的觀點

所謂治療是直接針對個別的局部問題。另一方面，養生則是改善並強化生命代謝的流程，希望藉著改善整體而達到改善局部問題的目的。要養生，必須借重從「預防」觀點出發的東方醫學。

養生與治療的相異之處

讓我們仔細想想，何謂養生？它與治療有什麼不同？

養生與治療的共同點是二者都與身體的變化有關。或許您認為只要變化帶來的是好的結果，那麼隨便哪一個都無所謂。但事實上，二者促成變化的方式卻完全不同。

依個別症狀或問題點，直接針對該部分做出對策，這就是目前治療的出發觀點。

相反地，養生並不直接針對症狀或問題點，而是希望能藉著改善整體來改善有問題的部分。是從人類基本自癒力及生命力切入，希望改善並強化生命代謝的流程，提高生命力，藉以解決局部的問題點。這就是養生的觀點。

養生與治療是截然不同的，但事實上二者卻已被混為一談，究竟是養生還是治療都已經搞不清楚了。有很多人認為改善健康就是養生，因此以為治療也是在養生。

相反地，健康食品卻因「能治○○病」的效果而大受矚目，甚至被視為治療用藥品。其實若真能治病，那麼那東西就應屬於藥品。但事實上這一點卻十分曖昧。

此外也必須確實分辨營養補充品是用來養生，還是一種治療的延伸。

養生得由東方醫學的觀點出發

當今醫療體系是以西方醫學為主，但西方醫學的弱點是「從治療的觀點出發，以查明原因並找出治療法」，因此無法產生「預防」的觀念。

西方醫學基本上是從以往的經驗及目前的病例來斷定病患的未來，而「預防」是要創造病患的未來。因此要西方醫學建立這種方式的醫療方式實在太難了。西方醫學研發出來的「知情同意」概念，是以支持病患希望的未來為目的，但卻不得不承認這一點在理論上根本行不通。

另一方面，東方醫學是以「從預防的觀念出發，以查明原因並找出不生病的方法」為最大目的。維他命療法並不開藥給病患，而是要求病患食用日常生活中的食物和營養補充品，並提醒他們注重運動，從生活習慣多方面同時進行，希望得到令人滿意的結果。

此外，東方文化一向重視肉眼看不見的精神性，認為全體調和遠比部分問題來得重要。醫療方式也是如此，希望藉著改善全體而達到療癒局部問題的目的。事實上西方醫學那種局部改善的方式並不能達到改善全體的目的，因此最近東方醫學已獲得全新的評價。

尤其若要養生，必須同時考量身心雙方面，甚至整個人生，必須把人當成一個整體來看，否則便無法建立真正的健康。

這種把人當成一個整體的觀念，少不了精神代謝的觀念，由此又進一步產生2個全新的觀念。一個是「現在的身心整體」觀念，另一個是特別重視未來的「人的整體人生」觀念。

日本「道文化」的重要性及優越性

日本有許多「道文化」。柔道、劍道、空手道、弓道、合氣道、相撲道等運動方面的「道」。此外還有茶道、書道、花道等文化方面的「道」。這些「道文化」有個共通點，那就是除了強化無意識層面的生物學精神代謝與新陳代謝之外，還能促進有意識層面的代謝。換句話說就是能促進整個生命代謝的活動。

一再被摔倒在地，反覆踩踏相撲的四股踏法，或坐禪或修養心性，這些都是為了什麼呢？「道文化」的精髓就在其中。

一再重覆相同的操練以求身體能無意識地行動，鍛練心性以促進無意識層面的代謝，藉以發揮有意識層面的最佳表現。有些人甚至從小就開始學習，以促進無意識層面的代謝，如此即便無法練就一流功夫，也能培養對社會有所貢獻的人才。

這種文化的目標是養成超越勝負藩籬的人，與其他國家的體育運動截然不同，可說更為優秀。希望大家一定要重視養生，重視自我培育。

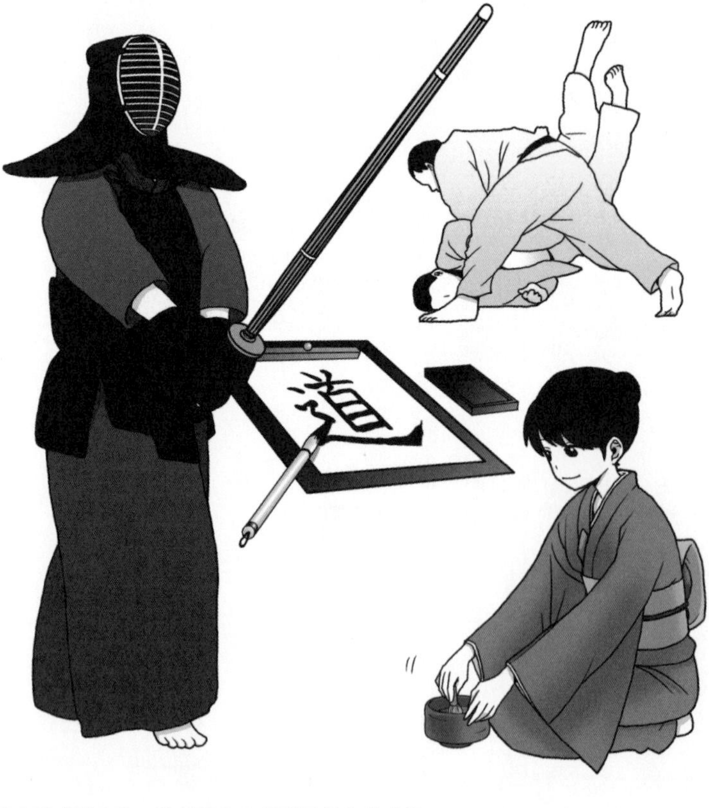

日本的「道文化」有促進生命代謝及養生的功能。

人類是因心智而存活的動物

人類並非為身體而活，而是因心智而活的唯一動物。即使身體開始衰退，精神卻隨年齡增長而持續成長，能為夢想或目標繼續存活。人類生存的目的與本能無關，可說是精神的成就。

精神隨年齡增長而持續成長

檢視人類機能的變化可以發現，精神機能在誕生期最低，接著與身體同時急速發展，直至20歲前後。身體方面的代謝在抵達20歲的巔峰期後就逐漸走下坡，但精神機能卻持續緩慢成長，歷經壯年期後，約在60歲前後才抵達真正的巔峰（請參照69頁的圖）。

之後，在老年期雖然也逐漸衰退，但其特徵卻與身體不同，可以容許每個人各不相同的多樣性。

比方說，單純的計算能力及背誦能力在20歲前後的顛峰期過後就逐漸走下坡，但由生活經驗所累積的經驗和知識所發展出來的思考能力及判斷能力卻與年齡成正比成長。這種現象最明顯的例子就是許多優秀的藝術家在年輕時雖然能創造充滿奇特想像的傑作，但50多歲或60多歲漸趨成熟後所完成的作品則更顯得傑出。

我們人類生存的意義可說就是為了讓腦部持續成長、創造傑出的精神，並因這份滿足而存活。腦部亦即精神是隨年齡增加而持續成長的，人類生存的戰略與其他動物不同，靠的不是本能，而是精神上的成就。

進化程度最高的動物是……人類中的老婆婆

50頁曾提到人類是本能已遭破壞的動物。事實上其他動物都仍依本能行動傳宗接代，並只知活在當下，而人類卻已無法如此。

有人想生許多孩子，但也有人完全不想生。此外，不睡覺、拚命看電視或工作、攝取過多甜食或酒精性飲料，這類完全無視本能的行動可說不勝枚舉。

說來遺憾，我們人類竟然是無法遵循本能行動的動物。無法在無意識的情況下維持健康或創造人生，若不好好利用較為進化的腦部，恐怕就要輸給其他動物了。換句話說，我們必須運用大腦新皮質，找回喪失的本能。

此外，其他動物一旦完成傳宗接代的使命，生命就差不多結束了。但人類女性即使停經後，也還有30年以上的人生可過。更何況喪失生殖功能後，精神代謝的巔峰期依舊存在，。因為即使傳宗接代的任務結束，精神也仍持續成長。這其中的意義是什麼呢？

人的機能變化

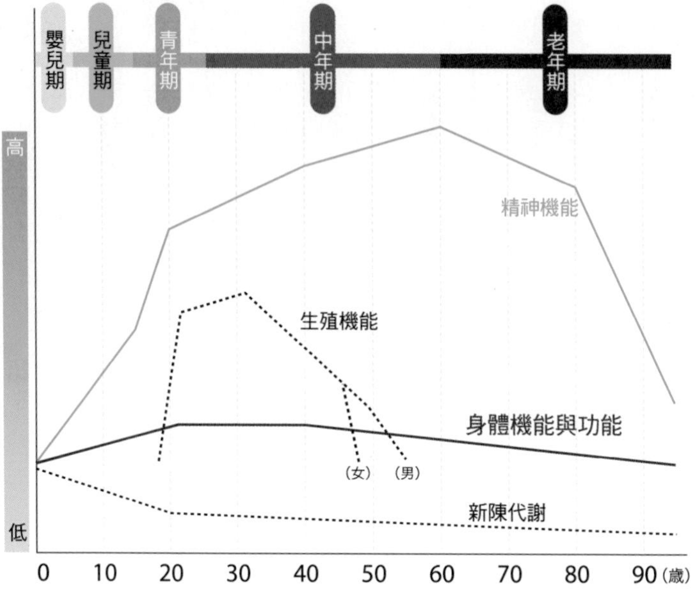

女性停經後，骨骼中的破骨細胞活性亢進，容易導致骨質疏鬆。只是，這些骨骼流失的鈣質都到哪裡去了呢？身體不可能浪費這麼珍貴的營養，所以說不定是用在加強心理方面了。這麼說來，更年期就可謂是由身體成長至心靈的蛻變期。

只要活著就應該有幾個目的或任務。喪失繁殖功能後的老婆婆只管強化自己的心靈，只為自己心靈上的滿足而活。或許她們正是精神方面進化程度最高的人類呢！

人類與動物之間的差異

人類與其他動物之間最大的差異在於「人類並非為身體而活，而是為心智而活的唯一動物」。

比方說弔唁死者就是人類才有的行為。

在雌雄關係上，動物通常都是由雄性主動接近雌性，然後接受篩選，而篩選的標準是強壯的程度。然而人類也有許多由女性採取主動的例子，接受篩選的並不只是男性。篩選的條件也沒有一定的標準。男性光仗著強壯體魄恐怕無法成功吸引女性。

此外人類能夠預測未來，並事先做好準備，可以朝著夢想或目標活下去。

這些造就人類與其他動物不同的差異全都是「心」的傑作。人類不是因身體而活，而是因心而活；不是依本能而活，而是以心為生活之方向。另外，隨年齡增長，即使身體逐漸衰退，但心智卻仍持續成長，因此隨年齡漸長，我們除了要注意身體狀況，更應該好好關注心靈方面的健康。

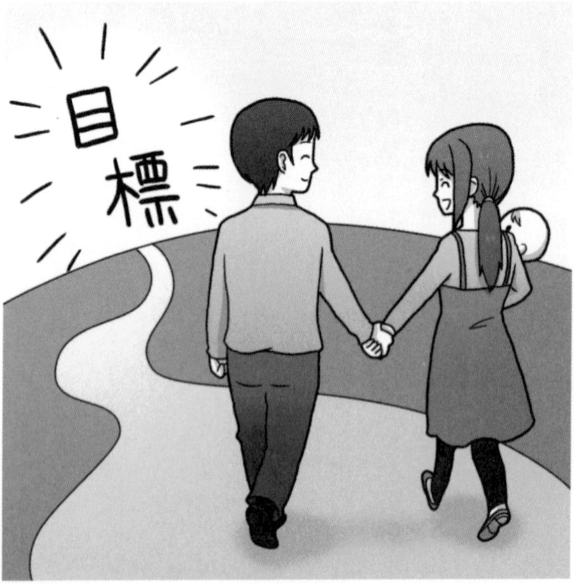

精神代謝的總部在腦內

分隔精神方面的代謝與身體方面的代謝，並將腦部的代謝自身體的代謝獨立出來的，就是ＢＢＢ。它是個堅固的膜，任務是保護腦部不受有害物質的侵襲。然而有些有害物質反而能輕易通過，而有些必要的物質卻偏偏難以通過。

血腦障壁（Blood-Brain-Barrier，簡稱ＢＢＢ）的存在

56頁的「對身體不好的東西，反而是心所需的材料？」中曾提到葡萄糖是腦部唯一的能量來源。但其實對腦而言，還有許多不可或缺的營養素，例如：蛋白質、脂肪及維他命等。

腦的任務非常重要，因此必須經常從血液吸取必要的營養及氧，同時又得小心不讓有害腦部的物質趁機進入腦部，這就是血腦障壁（Blood-Brain-Barrier／ＢＢＢ）的功能。

比方說，魚類富含的ＤＨＡ若通過ＢＢＢ或血液網膜屏障（Blood-Retina-Barrier，簡稱ＢＲＢ），可對神經細胞直接作用，可改善其機能。這就是為什麼大家都說ＤＨＡ對頭腦有好處又可防止失智症。

然而同樣存在於魚類體中的ＥＰＡ卻無法穿透這道屏障，總是被排斥在外。

●能通過ＢＢＢ的物質與無法通過的物質

無法通過	細菌、病毒、多巴胺之類的藥劑、ＤＮＡ、ＲＮＡ、神經傳導物質（ＧＡＢＡ、血清素、多巴胺、去腎上腺素等）、水溶性維他命（除Ｂ１之外的維他命Ｂ群）
通過有困難	胺基酸（透過輸送體）、水溶性維他命（維他命Ｃ）、神經成長因子、神經節苷脂
可通過	葡萄糖、酶、氧、水、酒精、尼古丁、甲基汞化合物、脂溶性維他命（維他命Ａ、Ｄ、Ｅ、Ｋ）、維他命Ｂ１、膽鹼、興奮劑（去氧多巴胺、安非他命）、一部分胜肽類激素（胰島素、胰島素成長因子I及II）、阿托品、東莨菪鹼

此外維他命也只有脂溶性維他命可以通過，而水溶性維他命卻無法通過，必須另循其他困難途徑進入，因此更要用心攝取。

本頁的表格列有能通過ＢＢＢ及無法通過ＢＢＢ的物質。但這道屏障也不是完美無缺的。

反而因以腦部的進化為優先考量而出現許多缺點。若能完全了解此現象，謹慎攝取營養素、藥品及刺激物，就可能進一步活化腦部並改善精神代謝。

腦部代謝的必要營養

能夠成為腦部能量的只有葡萄糖，但腦的代謝卻需要更多不同材料。接下來就為各位介紹幾種較為重要的材料。

●膽固醇

膽固醇是構成細胞膜的主要成分，也是激素維他命D及膽酸的材料。此外也是神經方面的材料，對精神機能有相當大的影響。人體內的膽固醇總量為120g～160g，其中神經方面（包括末梢神經）占37%（33g），而其中的3分之2（總量的25%，約25g）都存在腦內。

此外J-LIT（日本脂肪介入試驗／以日本全國高膽固醇患者為對象，在日常診療觀察到的大規模臨床試驗）的結果如下。膽固醇高的人固然要注意，但過低顯然也會造成問題。

總膽固醇量在280mg／dl以上

會提高死亡率，經常導致猝死或心肌梗塞。

總膽固醇量在220～239mg／dl

死亡率最低。

總膽固醇量低於180mg／dl

死亡率最高多，可能罹患癌症及腦血管方面的疾病。

●胺基酸

胺基酸有許多種類，在此僅介紹特別重要的幾種。

＜酪氨酸＞

酪氨酸可以轉化成多巴胺、去腎上腺素及腎上腺素等。腦部無法自行合成，是腦內的必要胺基酸。去腎上腺素及腎上腺素可以使交感神經興奮，多巴胺會讓我們有愉快及陶醉的感覺。因此酪氨酸不足時，這些神經傳導物質就無法作用，於是我們就會無精打采、不開心、凡事提不起勁，甚至陷入憂鬱。

〈色胺酸〉

色胺酸可以生成血清素及褪黑激素等激素。血清素有抗憂鬱的作用，而褪黑激素有降低體溫、誘發睡眠的功能。若這些物質不足，就容易陷入沮喪或睡不著。

〈甲硫胺酸〉

甲硫胺酸在葉酸及維他命B_{12}的幫助之下能與腺嘌呤結合，而合成活性甲硫胺酸（S—腺苷甲硫胺酸），不但能讓心情變好，還有抑制發炎的作用。

身體受腦部支配！

飯前的血糖值與飯後多少會有點差異，但只要是健康的人，多半都能維持一定的數值，這都是因為腦的作用。

若糖分進入體內胰島素卻不分泌，導致血糖值一下子往上竄，即使血糖值能順利下降，這種情況也很麻煩，因為如此一來腦部就會突然活化，一下子又變得遲鈍。

胰島素的作用是恆常供給一定的糖分給腦部，因為腦部本身無法貯存糖分。此外肌肉脂肪細胞中所貯存的糖分，也是為了能穩定供給營養給腦部。所以它們都受腦支配，且都為腦工作。

還有，飲食攝取的糖分需要多少時間來代謝呢？大約３～４小時。７點吃早餐，10點左右就代謝完畢，於是吃些點心撐到中午。午餐過後，大約３點再吃些點心，等著迎接晚餐。這種飲食習慣應該也是出自腦部的戰略吧。

腦的發展與神經傳導物質

生物學精神代謝能否順利進行，攸關神經傳導物質是否能順利製造。人類腦部如何發展？如何製造神經傳導物質？而神經傳導物質又有什麼種類呢？讓我們一一弄個清楚。

「神經的髓鞘化」及「神經的可塑性」

腦內擠了千億個以上專司記憶的神經細胞。

精神是動物進化極致的產物，不但製造出原始的無髓神經及無髓神經髓鞘化後的有髓神經（神經傳導速度提升至100倍），更藉著這兩種神經的合作，製造出「心靈」這個精神體。

所謂髓鞘化是在神經細胞之核延伸出來的軸突周圍，覆上一層髓鞘。髓鞘化之後，情報就不會外洩，腦內的傳導速度自然快得驚人。

神經細胞的髓鞘化是在出生後就開始進行，其中前額葉是大腦新皮質中最晚發展的部分，也是創造人類心智的場所。而前額葉的髓鞘化即使長大成人，甚至中年以後仍持續進行。

與上述「神經的髓鞘化」並行發生的，還有透過突觸傳達情報的作用。傳達情報的化學物質稱為神經傳導物質，神經傳導物質是由腦神經細胞所製造出來的。一個神經細胞可以製造一種神經傳導物質。

這個神經傳導迴路的形成就是神經具有可塑性的原因，但這也不能缺少精神的創造活動。

多數神經傳導物質都無法通過大腦的ＢＢＢ，必需吸收材料至腦內合成。因此神經傳導物質的材料，諸如維他命、礦物質、必須胺基酸及必須脂肪酸等，都得靠飲食補充。

主要的神經傳導物質

目前已發現的神經傳導物質約有100種，但多半都是胺基酸、胺、胜肽（蛋白質）。

胺基酸包括ＧＡＢＡ（γ－胺基丁酸）、麩醯胺酸、甘胺酸、牛磺酸等。胺則包括血清素、褪黑激素、組織胺、多巴胺、去腎上腺素、腎上腺素等。胜肽則有胰島素、抗利尿激素、血管收縮素等。而有腦中麻藥之稱的腦內啡也是神經傳導物質之一。

大家或許聽過這些名稱吧？接下來就為大家介紹幾種主要的神經傳導物質。

〈酪胺酸〉

酪胺酸不僅是生成多巴胺、去腎上腺素、腎上腺素的材料，同時也是腦啡肽及

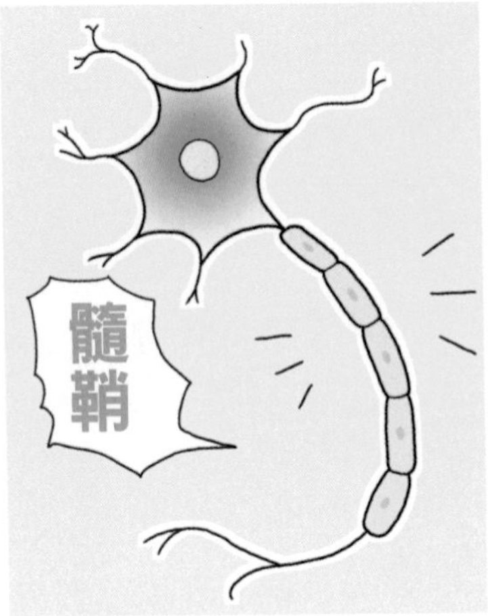

神經細胞的核周圍延伸出許多軸突，當電流信號通過時，這些軸突就會傳導情報。但剛出生時，軸突上並無任何東西覆蓋，就像裸露的電線。髓鞘就像絕緣體般，不會洩露情報，所以傳導速度可以變得更快。

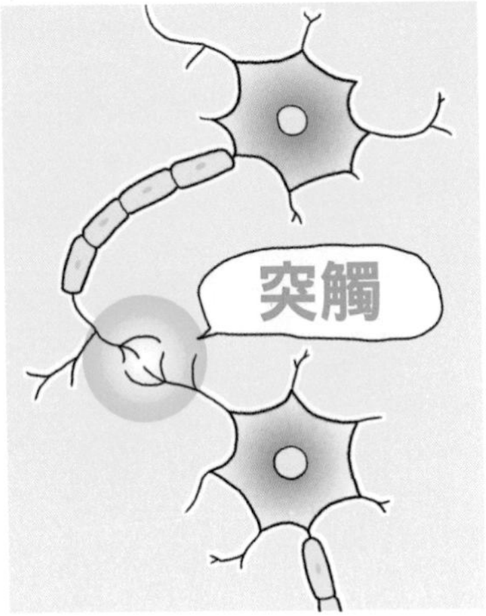

所謂的樹狀突起是指神經細胞的核周圍伸出來的天線狀東西。一旦受到外界刺激，天線就會延伸出來，且數量相當多。接著再透過其頂端的突觸，與其他神經細胞接成一片聯絡網。

啡）合成時的必要物質。這些神經傳導物質和疼痛疲勞的減輕及快感的發生有關。

大家都知道人處於憂鬱狀態時，腦內酪胺酸的濃度會明顯低下，而藉著服用營養補充品補充酪胺酸，即可消除神經的疲勞感，轉換心情並重新打起精神。

富含酪胺酸的食物包括乳酪、鱈魚卵、小魚乾、竹筍及花生等。

〈乙醯膽鹼〉

BBB中存有大量能分解乙醯膽鹼的膽鹼脂酶，因此即使攝取乙醯膽鹼也無法順利到達腦部，所以只能靠材料的補給。

所需的材料是膽鹼及乙醯輔酶A。膽鹼可由食物中的卵磷脂（一種磷脂）獲得，而乙醯輔酶A可於腦內葡萄糖代謝時產生。

富含卵磷脂的食物包括麥芽、大豆、花生、小牛肝、火腿、小羊肉、燕麥片、白米、虹鱒、牛腱、雞蛋等。

＜血清素＞

血清素多存在於血小板、肥大細胞、消化管細胞等末梢神經組織中，而全身總量的1～2％貯存在腦內。血清素神經元一旦受到刺激，就可促進睡眠，產生飽足感，並進一步抑制食慾，可維持健全的感情及情緒。反之，若其濃度過低，就可能會引起憂鬱症。

血清素在BBB也會遭到破壞，所以要增加腦內的血清素，必須積極攝取其生成材料色胺酸。

腦內的色胺酸要轉化成血清素，必須要有光線的刺激。光線的刺激傳至腦下視丘的視叉上核後，其中一部份會繼續傳往松果體。藉著光線的刺激，白天松果體中會合成血清素，黑夜則合成褪黑激素。

＜褪黑激素＞

大家都知道褪黑激素是誘發睡眠的激素，藉著降低脈搏、體溫、血壓來調整睡眠與清醒的節奏，有誘發自然睡眠的作用。

褪黑激素的原料是色胺酸，在各種酵素的作用下先轉化為血清素，再進一步受其他酵素作用而連接到乙醯基和甲基，才形成褪黑激素。

當外面明亮或白晝時，幾乎不分泌。傍晚之後，天色愈黑分泌量就愈增加，凌晨2點左右分泌量達到頂點，接著愈接近早晨褪黑激素也逐漸減少，人也因此逐漸清醒。

年齡愈大，褪黑激素的分泌也愈來愈少。年紀一大，因褪黑激素不足，可能很早就起床或半夜幾度清醒。

現在有褪黑激素的補充品，內服後即可進入大腦，有助於睡眠。

〈多巴胺〉

多巴胺神經元位於腦的黑質區（位於中腦的神經核），與運動相關。

多巴胺在ＢＢＢ會遭到破壞，所以無法進入腦內。多巴胺是由酪胺酸所生成，而其前驅物多巴可經由ＢＢＢ的中性胺基酸輸送體進入腦內，再進一步轉化為多巴胺。

多巴胺有腦內麻藥之稱。大家都知道，人感到愉快或感動時，腦內就會分泌多巴胺。若多巴胺分泌過度，就會出現幻覺、幻聽或妄想等類似精神分裂的症狀。

〈ＧＡＢＡ〉

ＧＡＢＡ是γ—胺基丁酸的簡稱，是由麩醯胺酸進一步生成的。有安撫腦的功能，還能抑制神經信號（抑制性神經傳導物質）。

有研究報告指出，ＧＡＢＡ神經約占腦內神經細胞的30％。人感到焦慮時、神經緊繃時或六神無主時，就是腦內的ＧＡＢＡ量減少的時候。

抑制性神經傳導物質除ＧＡＢＡ之外，還有甘胺酸。甘胺酸神經主要是負責在脊椎抑制神經。

資料 1

●胺基酸的種類

名稱	富含的食物
異亮胺酸	豬肉、雞肉、鮭魚、牛奶、加工乳酪
亮胺酸	雞肉、肝臟、切達乳酪、大豆、米、玉米
纈胺酸	肝臟、奶粉、加工乳酪
賴胺酸	肉類、沙丁魚、鰤魚、雞蛋、大豆製品、牛奶
甲硫胺酸	牛奶、肝臟、柴魚片、小魚
苯丙胺酸	肉類、魚、雞蛋、乳酪
蘇胺酸	膠質、雞蛋、大豆
色胺酸	大豆、大豆製品、乳酪、杏仁
組胺酸（成人非必須）	青花魚、雞肉、火腿、切達乳酪

※蛋白質是由20種胺基酸所構成的，其中包含上述無法在人體內自然合成的9種，所以必須從飲食中攝取，而有「必須胺基酸」之稱。

●脂肪酸的種類

不飽和脂肪酸	一價不飽和脂肪酸	油酸		橄欖油、菜籽油（芥花油）、新葵花油等
	多價不飽和脂肪酸	Omega-6	亞麻油酸★	沙拉油、玉米油、葵花油等
			γ-次亞麻油酸★	月見草油、母乳等
			花生四烯酸★	蛋白、肥肉、肝臟等
		Omega-3	α-次亞麻油酸★	亞麻仁油、紫蘇油等
			EPA（二十碳五烯酸） DHA（二十二碳六烯酸）	魚油（鰻魚、鮪魚肚、鰤魚、青花魚等）中含量很多
飽和脂肪酸			棕櫚酸 硬脂酸 肉豆蔻酸	肥肉
			丁酸	奶粉等乳製品
			月桂酸	椰子油、可可油等

第3章 改善代謝的順應法

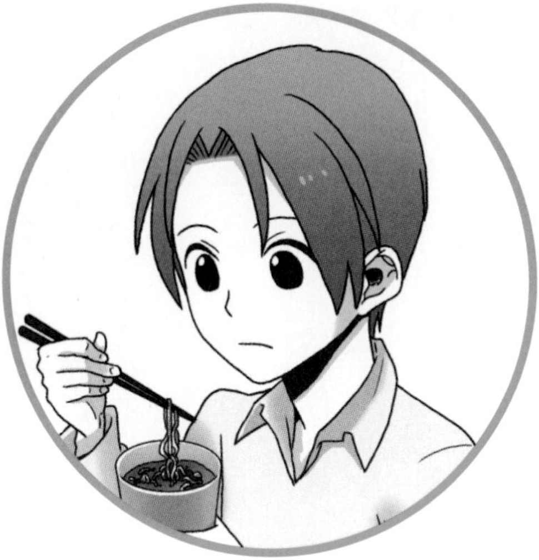

最近低卡食品及低糖甜點愈來愈多，
但因飲食習慣西化及加工食品增加，
就算有心忌口，可能還是不知不覺攝取過量。
或明明已經很注意了，卻攝取不到足夠的營養。

為了身心健康，一定要更注意飲食

眼前不可或缺的是養生方案

今後為了養生，一定要遵照下列5個養生方案：

①給日本人特有遺傳體質及代謝系統增加負擔的飲食方式

②日本人專用的營養補充法

③適合日本人的身體運動

④適合日本人的心理運動

⑤舒適的睡眠及充分的休息

從降低風險改為養生

以往大家對養生或預防的觀念都是為了降低風險（除掉危險因子）而設法戒除原本生活中的所有壞習慣。禁菸、禁酒、限制糖分及鹽分、不曬太陽等，都是些「不可……」的戒律。

有些人的確做得到，但有些人無論如何都做不到。事實上即使有人提醒您，為了遙遠的未來從現在就要開始努力，但想必很多目前尚未因病所苦的人就是無法確實實踐。

事實上「不可……」的思考方式在實踐時經常伴隨著精神壓力，所以往往無法確實做到。

因此，21世紀對於養生與預防必須要有全新的思考方式。這種思考方式就是養生方案（Health Promoter以下簡稱H．P），是在目前的生活習慣中加入一點新習慣的方案。

您一定也同意，「做……吧」的積極思考方式比較容易讓人接受。H．P不僅能使未來更健康，又能親身體驗身體狀況的改善，更能加強積極實踐的動機。

維他命療法所提倡的5個養生方案

維他命療法並不是藉著改善局部問題而達到改善整體的目的。那是治療的思考方式。第2章提到，真正養生必須從「預防」的觀念出發，全面疏通生命代謝。希望藉著改善整體狀況而達到改善局部問題（如：已出現問題的症狀等）的目的。

因此，維他命療法提出5個H．P是：

①不給日本人特有遺傳體質及代謝系統增加負擔的飲食方式。②日本人專用的營養補充法。③適合日本人的身體運動。④適合日本人的心理運動。⑤舒適的睡眠及充分的休息。

希望在進行這些方案的同時，能讓代謝正常，並使免疫系統、內分泌系統、神經統等保持在最佳狀態，而得以充分發揮各自的功能。

5個養生方案

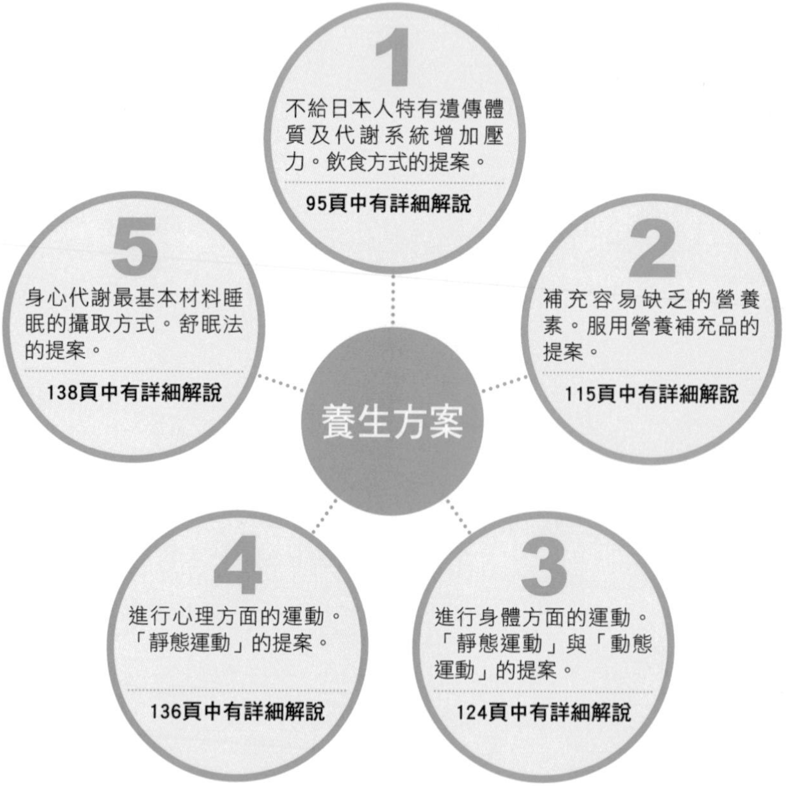
養生方案
1
不給日本人特有遺傳體質及代謝系統增加壓力。飲食方式的提案。
95頁中有詳細解說
2
補充容易缺乏的營養素。服用營養補充品的提案。
115頁中有詳細解說
3
進行身體方面的運動。「靜態運動」與「動態運動」的提案。
124頁中有詳細解說
4
進行心理方面的運動。「靜態運動」的提案。
136頁中有詳細解說
5
身心代謝最基本材料睡眠的攝取方式。舒眠法的提案。
138頁中有詳細解說

代謝改善的順應法

改善代謝的同時還要注重預防，而預防的必要條件是關照日本人特有的內部環境，以順應外部環境。對於內部環境的宿命，透過改善外部環境，我們能自行改變的飲食方式來順應它。

現代日本人的內部環境及外部環境

5個H・P是改善生活習慣的方案，不過在實際進行之前，必須先了解我們日本人所處的現狀。

我們的身心狀況會因自己本身的內部環境（性別、年齡、遺傳、代謝系統及生活習慣等）及自己周遭的外部環境（飲食習慣、精神壓力過大的社會、身體壓力失調的社會）之間的平衡狀態，時而好轉或惡化。

當內部環境與外部環境發生衝突時，若能妥善順應就能維持健康。反之，若完全無法順應，身心方面就會產生疾病或不適的症狀。

但內部及外部兩個環境各自都有我們無法自行改變的宿命。內部環境的宿命是遺傳及代謝系統，而外部環境的則是精神壓力社會及少子化、高齡化且核家族化的社會。這些都是我們無法自行改變的。而許多問題就是自此衍生出來的。

內部環境與外部環境該如何順應呢？

那麼該如何才能解決問題呢？我們只能改善自己能夠改變的部分，然後儘可能順應。具體說來，對於內部環境的宿命，我們可以透過改善外部環境中我們能自行改變的飲食方式來順應它。反之，對於外部環境的宿命，我們就透過改善內部環境中我們能自行改變的生活習慣來順應它。

我們應該如何配合這些日本人的宿命來改善能夠改變的環境呢？這時應該考量的不只是如何順應不斷急遽變化的嚴苛環境，更應設法使整體代謝正常化。這就是「代謝改善順應論」的誕生。

接下來要介紹的就是由這個理論所衍生出來的5個H・P

養生方案的功能

第一章曾經做過說明，我們現代人的最大問題有二個，一個是「營養過剩導致的營養失調」，而其罪魁禍首是容易使代謝失衡的飲食習慣；另一個是「忽略日本人特有遺傳體質及代謝系統之食物的氾濫」，而這卻是我們無法改變的。如此飲食環境若不改變就無法順應。

因此必須從H・P1「飲食方式的改善」及H・P2「營養補充品的應用」著手。

依照H・P1改善飲食方式後，就能順應「營養過剩」及「日本人特有遺傳體質及代謝系統」。而依照H．P2服用營養補充品即可消除「營養失調」的現象自然，就能順應內部環境的宿命了。

此外還必須改善生活習慣，才能100％應用因改善飲食習慣而獲得的均衡營養，也才能進一步促進代謝的通暢。

而這就得靠H．P3提出的「身體方面的運動」、H．P4「心理方面的運動」及H．P5的「舒眠法」了。每天運動且充分睡眠可消除身心雙方面的壓力，除了能對抗因核家族化而產生的精神性怠惰及孤獨感之外，還能順應外部環境的宿命。

●日本人的現況

Ⅰ 日本人特有的內部環境	VS	Ⅱ 日本人周遭的外部環境
①遺傳體質（宿命） ②代謝系統（宿命） ③生活習慣		①飲食環境 ②精神壓力大的社會（宿命） ③少子化、高齡化且核家族化的社會（宿命）

A 日本國民不同階段的問題點

①文明病等疾病驟增
②精神性怠惰導致的犯罪及自殺案例增加（包括虐待、欺凌、自我封閉等情況）
③喪失個人階段的自我責任感

A所列的是因Ⅰ與Ⅱ衝突而無所適從所衍生出來的症狀。是21世紀刻不容緩的課題。

●5個H・P的功能

I 日本人特有的內部環境 vs **II 日本人周遭的外部環境**

I 日本人特有的內部環境

①遺傳體質（宿命）
②代謝系統（宿命）
③生活習慣
（H・P3身體方面的運動、H・P4心理方面的運動、H・P5舒眠法）

II 日本人周遭的外部環境

①飲食環境
（H・P1飲食方式的改善、H・P2營養補充品的應用）
②精神壓力大的社會（宿命）
③少子化、高齡化且核家族化的社會（宿命）

B 日本國民不同階段的健康

成人病等疾病的預防、處於疾病潛伏危機的社會
精神安定的社會、社會的成熟
個人在社會上的安定、個體的確立

日本人特有的遺傳體質及代謝系統

日本人過去較不喜歡肉類及乳製品，一向以米飯為主食，再搭配蔬菜、海藻、魚貝類及大豆等豆類或根莖類食物。由於過去的飲食歷史，日本人已發展出獨特的代謝系統及遺傳體質。近年來飲食急速西化，但卻礙於獨特的綿長飲食史而無法妥善順應。

無法改變的日本人獨特的遺傳體質及代謝系統

　飲食必須同時注意「量」與「質」的問題，換句或說，不僅要注意攝取多少營養素，同時還要注意這些營養素是從何種食材攝取而來。左右此問題答案的就是民族獨特的遺傳體質及代謝系統。

　日本人尤其是個特別少見的民族，竟然數千年來都只吃自己土地上的食物。６、７世紀佛教傳入日本後，朝廷及幕府便持續頒布禁止殺生的命令。因此日本人一向不喜歡肉類及乳製品，如此狀態一直持續到明治時代。

　換句話說，日本人在１２００～１３００年間都不太吃肉類及乳製品，而一向以米飯為主食，搭配蔬菜、海藻、魚貝類及大豆等豆類或根莖類食物。如此飲食史造就了日本人獨特的遺傳體質及代謝系統。

比方說，腸子比較長，約有歐美人的1.3倍。腸子這麼長，若食用歐美人那種脂肪較多的食物，要排出脂肪代謝時產生的毒素（如吲哚等）就得花上更多時間。當然罹患大腸癌之類疾病的可能性也會相對提高。

此外，胰臟分泌胰島素的能力偏低，且將近6成的日本人有節儉的遺傳，因此在體質上對飢餓的忍耐度較高，但若真正飽食就容易發胖。

更糟的是很多人還有乳糖不適症。換句話說體內分解乳糖的酵素活動力過低。這些特徵是一喝牛奶肚子就咕嚕咕嚕叫。這些都是日本人無法改變的內部環境宿命。

日本人還是適合日式飲食

若考量這些遺傳體質及代謝系統，您認為日本人的蛋白質來源應該和西方人的蛋白質來源一樣都由肉類或乳製品而來嗎？還是應該由原本的大豆製品及魚貝類而來呢？主食改吃歐美人吃的麵包或義大利麵好嗎？還是應該多吃米飯呢？答案應該不言自明吧！

然而以營養學的觀點而言，蛋白質的確也可以從肉類或乳製品攝取，這在數字上確實不容置疑。但若從順應的觀點來看，我想在素材上最好還是多加斟酌。

這套代謝系統是歷經幾千年才發展出來的，怎麼可能戰後才過60年就能順應迥然不同的西化飲食呢？事實上我懷疑可能就是因為攝取過多肉類、乳製品及義大利麵等食物，才會導致日本人罹患西方文明病的比例比西方人還高。

重新檢討飲食方式並不是只求營養學數字符合即可，更應注意慎選食材。

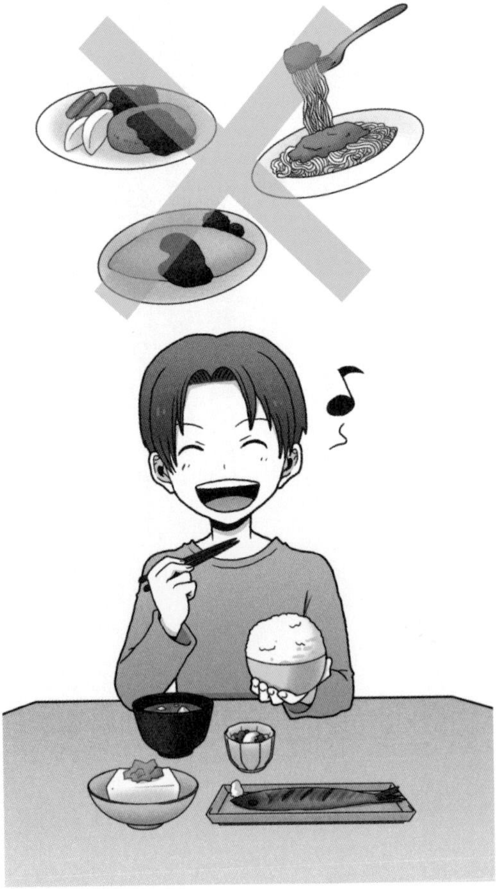

食物加工的優點與缺點

人類發展出加工技術後，就能夠安心享用好吃又方便的食物。但一再重複加工會使維他命及礦物質等副營養素流失。加工手續的確必要，但卻也是造成現代人營養失調的主因之一。

在料理過程中流失的營養素

我們為了使生的食材更容易入口而施以各式料理法。將食材切細、加熱或調味。因料理及加工技術，人類不僅能吃到更美味的食物，也同時獲得消毒、殺菌、保存或抑制過敏原活化等許多好處。

但料理加工也會使食材流失一部份的營養素，尤其是蔬菜中富含的維他命及礦物質特別怕水、光及熱，所以愈料理愈容易喪失這些營養素。

第一章提到，蔬菜本身所含的維他命及礦物質已較從前減少許多。事實上因為料理方式愈來愈多樣化，能從蔬菜獲得的營養素也愈來愈少。

如此一來，只靠平常的飲食，恐怕就很難攝取到人體必須的維他命及礦物質了。

追求美味的結果是……熱量增加、營養減少

其實加工及料理的本意是為了使食材吃起來更安全。但從前都只是簡單料理，至少還看得見食材的原形。如今大家愈來愈講究美味，現代食物甚至還必須具備「簡便」的附加價值，食材因此被過度加工，最後只吃得到連食材原形都看不見的食物。

這些食物的確飽含熱量，也加了調味料，非常美味。但因一再重複加工，維他命及礦物質等副營養素也大多喪失或根本都不見蹤影。

這些食物變成一堆熱量，吃再多也攝取不到必要的營養素，當然也無法進行代謝。吃太多現代版加工食品，只會助長「營養過剩造成的營養失調」狀態。

加工是項代表「人類征服食物」的重要作業，但若為了追求美味而過度加工，就無法滿足另一種飲食的價值觀：「飲食的目的是獲得營養，以求均衡攝取所有營養素」。

●因料理而喪失的蔬菜營養素

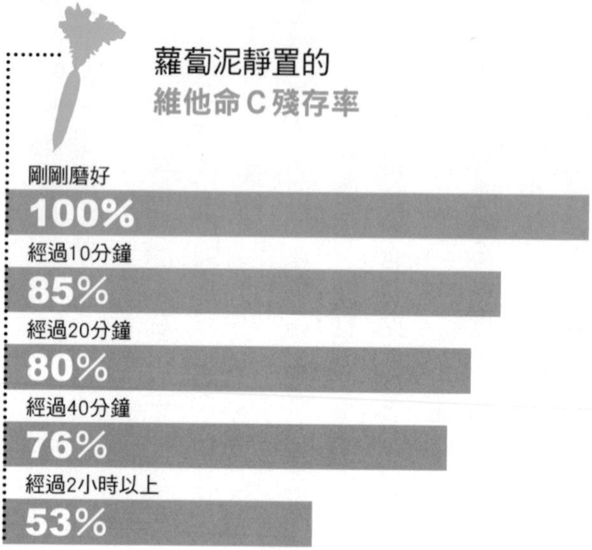

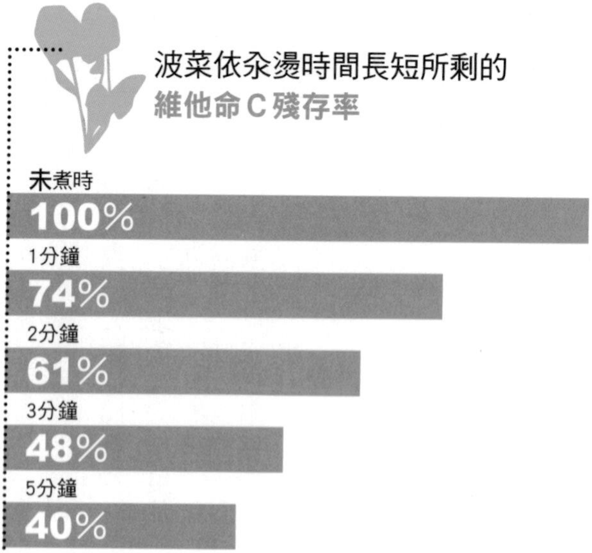

養生方案❶改善每日飲食的計劃

接下來要介紹的養生方案❶是：充分考量日本人獨特的遺傳體質及代謝系統後，避免攝取過多熱量的飲食計畫。

充分考量日本人飲食習慣而推出的「順應食概念」及適合年齡的飲食方式「適齡食概念」是兩個不可或缺的觀念。

養生方案❶

認識「日常飲食」與「非日常飲食」

本書將充分考量日本人飲食習慣的順應食列為「日常食」，其他的歸納為「非日常食」。1天3餐中最理想的狀況是有2餐以上的日常食。

【日常食】

以米飯為主食，搭配大豆製品＋魚貝類及海藻＋根莖類蔬菜。由海、山、陸各方佳餚所組成的菜色，搭配紫蘇或薑等佐料，每份再加上味噌或納豆等發酵食品。

【非日常食】

洋食、中華料理或現代加工食品（西式速食、調理包食品及速食食品等）。這些東西並不是完全不能吃，但一定要記得不能過量。

【基本規則】

非日常食因為不能過量，所以1天只能吃1餐以下。主食應為米飯，以1天3碗為目標。魚和肉類的比例應為魚2肉1，且肉類最好當成高湯使用。乳製品1天不超過200cc（成人）。要吃點心的話，前後應與正餐間隔3小時以上，避免整天吃個不停。

依年齡來改變飲食方式

人類一旦上了年紀基礎代謝功能就會衰退，如果還像年輕的時候一樣大吃大喝，不管是誰都會攝取過多的熱量。但話說回來，維他命及礦物質等副營養素的需要量並未改變太大，所以要是飲食整個減量的話，營養素方面恐怕會有攝取不足之虞。

那麼該怎麼辦呢？

這時就必須考慮食用適合自己年齡的食物，亦即依年齡設計的「適齡食」。上了年紀，精神代謝成為第一優先，所以重點是確實攝取精神代謝材料的營養素及富含這些營養素的食材。

【飲食規則】

為了大腦，1天應確實食用3餐。午餐可視活動量減少。上午和下午各吃一次點心，以補充糖分為主。

肉類以高湯形式攝取，注意切勿過量。油方面建議以4：1的比例攝取Omega-3系的不飽和脂肪酸與Omega-6系的不飽和脂肪酸。

【食材規則】

胺基酸中的色胺酸及酪胺酸是神經傳

導物質血清素和多巴胺的生成材料。而花生四烯酸是腦內幸福物質極樂醯胺的生成材料，同時也是腦細胞之細胞膜的主要成分。所以我們應多吃富含這些必須物質及維持大腦健康之膽固醇的食材。此外，膽鹼是與記憶有關的乙醯膽鹼的生成材料，也應多攝取。

不過在攝取膽固醇及花生四烯酸時，聰明的吃法是搭配蔬菜一起吃以減少害處。

花生四烯酸的攝取　蛋含有等量的花生四烯酸和ＥＰＡ，且分量相當充足，建議1天吃1個蛋。

鮪魚、鰹魚等魚類也含有豐富的花生四烯酸，但因為同時含有過量的ＥＰＡ／ＤＨＡ，所以會使花生四烯酸較難穿過細胞膜。ＥＰＡ／ＤＨＡ的缺點是容易酸化，而轉化為過酸化脂肪，應注意勿過量攝取。

豬肉和牛肉也含有花生四烯酸，但卻未含ＥＰＡ／ＤＨＡ。雞肉則含有等量的上述3種物質。這些肉類都是可以善加利用的食材。

此外，昆布中也含有豐富的花生四烯酸。

酪胺酸的攝取　竹筍、乳酪、沙丁魚或鰹魚等魚類以及奇異果等食材中都含有酪胺酸。

色胺酸的攝取　香蕉中的含量相當豐富，可以當成點心或甜點。

膽鹼的攝取　麥芽、大豆、花生、米飯、火腿、肝臟及雞蛋中膽鹼的含量都相當豐富。

膽固醇的攝取 蛋、肝臟、鱈魚卵、海膽、鰻魚等都含有相當豐富的膽固醇。

以上列舉的多半都是人家說年紀大的人應該少吃的食材，但因其中的營養素也有相當重要的功能，所以也是不可或缺的。接下來介紹一些蔬菜，請斟酌搭配這些蔬菜食用。

【建議搭配食用的蔬菜】

預防動脈硬化的蔬菜 大蒜、洋蔥、西洋菜、山葵、蘆筍、青椒、蘿蔔、香菇、高麗菜、南瓜、青花菜、秋葵、胡蘿蔔、山麻、波菜、茄子、牛蒡。

有抗氧化作用的蔬菜 青花菜、番茄、彩椒、南瓜、胡蘿蔔、波菜、蔥、春菊（日本茼蒿）、山麻、小松菜（日本油菜）、地瓜、高麗菜、大蒜。

適合有高血脂傾向者的蔬菜 牛蒡、香菇、洋蔥、大蒜、灰樹花（舞茸）、芋艿、蘿蔔、胡蘿蔔、山藥。

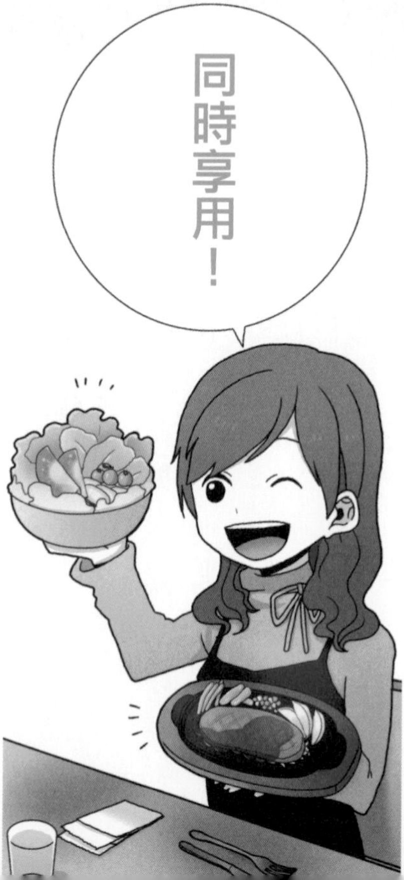

現代飲食所不可或缺的營養補充品

多數加工食品為了保存熱量而犧牲必要的副營養素。
營養補充品卻正好相反，為了保存副營養素而盡量除去熱量。
營養補充品能夠在不增加熱量的情況下補充必要的營養，
可說是現代飲食不可或缺的好幫手。

矯正營養失衡的營養補充品

養生方案❶提出每天飲食的基本原則，但並不是說只要確實實踐就能攝取到所有必要的營養素。食材的營養下滑或加工過程造成營養素流失，都會導致維他命及礦物質不足。改變飲食方式的確可以改善部分的營養失衡狀態，但卻無法完全解除。

光靠飲食無法補足欠缺的維他命及礦物質，且吃下肚子的熱量也無法完全消耗。剩下的熱量日積月累囤積在體內而轉化為脂肪，若囤積在皮下就成為皮下脂肪，而若囤積在內臟就成為內臟脂肪。若囤積在血管將造成動脈硬化，而若囤積在肝臟就會形成脂肪肝。

因此我們一定要好好利用營養補充品。

營養補充品是一種反向加工食品

有些人會質問：「營養補充品是人工製造的營養，那不是不好嗎？」不過正如前文所述，我們所吃的食物幾乎也都是人工製造出來的。

營養補充品也稱為「營養補助食品」，畢竟也屬於食品，和其他加工食品一樣。但多數加工食品都為了保存熱量而捨棄維他命及礦物質，相對地，營養補充品卻為了保存必要的副營養素而盡量除去熱量，因此可稱之為「逆向加工食品」。

我們身邊的食品有些也是保有副營養素且去除熱量的「逆向加工食品」。

例如公認有益健康的豆漿，其原材料是大豆。榨出豆漿，瀝除豆渣即成豆漿，豆漿再加入鹽鹵就變成豆腐了。

那麼豆渣裡面究竟還有多少營養呢？不但有豐富的膳食纖維，還有維他命、礦物質、卵磷脂、異黃酮等，而將這些物質萃取出來再壓成固體，就是營養補充品了。

把這種營養補充品加進豆漿，那就等於是整顆大豆打成的飲料了。公認有益身體的豆漿其實在加工過程中也已喪失許多營養素，若不重新添加營養素，就無法喝進整顆大豆的營養。

以前的人雖然也同樣在豆漿裡面加入鹽鹵製成豆腐食用，但吃豆腐的同時也吃豆渣。而現代人卻只吃好吃而容易入口的，對豆渣根本不屑一顧，這樣等於只吃到食材的一部分。

如此看來，營養補充品顯然是現代飲食中不可缺少的。

●現代版加工食品

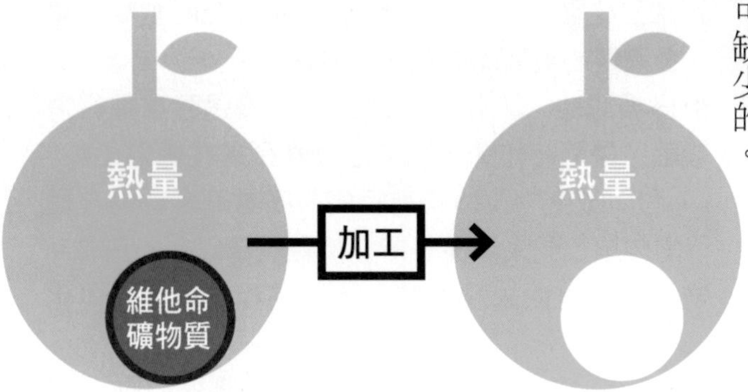

透過加工過程，代謝熱量所需的
維他命、礦物質及纖維等都被捨棄了。

●逆向加工食品＝營養補充品

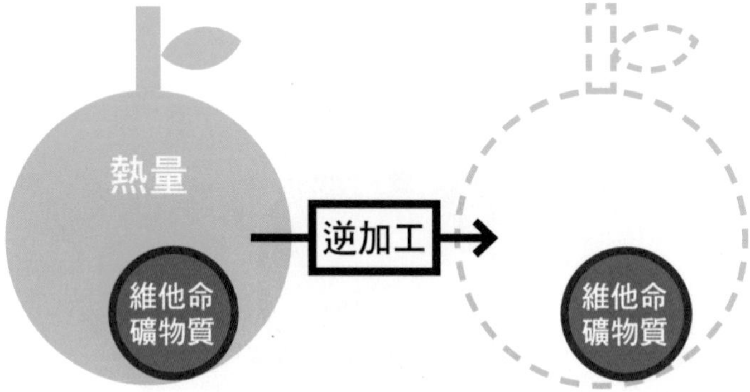

透過逆向加工將熱量去除，
並保留代謝所需的維他命、礦物質及纖維素等。

加工是消化作業的一部分

拜加工之賜，人類得以經常享用安全的食物，總算逃離食物鏈的規則而成為生物界之首。

但仔細想想，人類利用加工或料理過程來進行消毒、殺菌、發酵等作業，而其他動物則是在體內（如：腸子等）利用微生物及酵素進行的。多數草食動物在體內進行的作業我們人類卻選擇在體外以替代方法完成。

換句話説，對人類而言，加工過程其實就是消化作業的一部分。

此外其他動物吃的都是存在於自然界的動、植物，但人類的食物卻多半都是自己製造出來的。蔬菜或穀物等植物若沒有人類的照顧就長不好，家畜和養殖魚類等動物，若無人類飼養也同樣長不好。

自己製造自己要吃進身體的東西，而其實所謂的飲食從這個動作就已經開始了。農業和畜牧等外部環境可説已是內部環境的一部分。

如此看來，種植農作物的土地環境就是我們的腸內環境，而農業及畜牧就等於是我們人類消化系統的一部分。

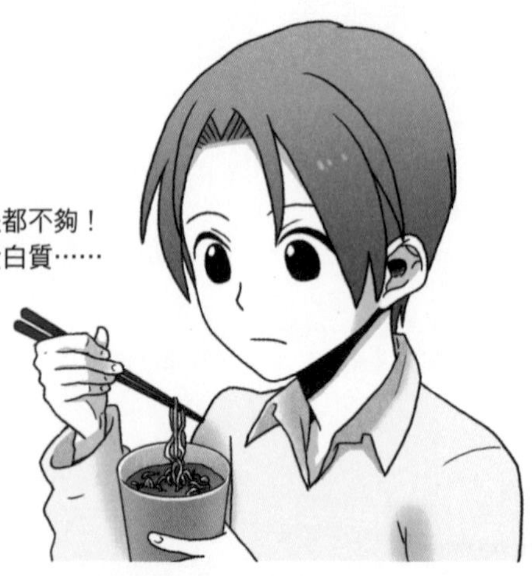

對抗壓力型的社會

壓力會促使體內製造過多的自由基，要清除這些自由基，必須靠各種酵素及抗氧化物質，而這些物質的主要材料就是維他命及礦物質。要對抗現代的壓力型社會，一定要吃營養補充品以補充人體容易缺乏的維他命及礦物質。

抗壓對策不可或缺的維他命及礦物質

維他命及礦物質不僅能消耗熱量，對現代人而言還有一個十分重要的功能。那就是去除體內因壓力而產生的過多自由基。根據研究，自由基會傷害我們現代人的細胞和基因，是造成90%文明病的元兇。清除這些過多的自由基，必須要有SOD（超氧化物歧化酶）之類的酶和多種抗氧化物質。

抗氧化物質有維他命A、C、E、一部份的B群和一部分的礦物質。除維他命及礦物質之外，還需要輔酶Q10以及各種蔬菜、水果所富含的多酚類及黃酮類物質等。

此外，酶的材料主要是硒及各種礦物質、蛋白質。

營養補充品
最好是選用複合配方的製品

最近只要媒體介紹說某種營養素效果很好，就有很多人一窩蜂拚命吃這種營養素。不過營養素若只是單獨存在是無法發揮功效的。

要選用營養補充品，最好是選擇綜合維他命或礦物質，然後配合希望改善的症狀另外再特別補充必須的營養素。

營養補充品應用情形的進展

營養補充品不但可用來補充營養，目前也進展到可以用來預防特定疾病，且已達到具體效果。其中之一是應用在基因多型性症狀。

這在歐美已得到相當的成果，可惜日本反應似乎有點太慢。

將葉酸應用在基因多型性

之前介紹過，營養補充品可當成一部分食物來補充營養以增進健康，但其實目前已進展到應用它來預防疾病且已獲得具體的效果。其中包括將維他命應用在基因多型性症狀上。

近年來基因體研究相當進步，不但已發現葉酸（維他命B群之一）對基因多型性（注）及肥胖相關的基因多型性等體質方面的影響，同時也研究出這些現象只要透過強化特定營養素就能迴避許多風險。

比方說不易代謝葉酸的基因多型性，每6個日本人當中就有1人，而這個人可能罹患下列2種疾病。

1. **先天性神經管缺損症**（無腦症脊柱裂腦瘤）日本每年約有1400名罹患此症的新生兒出生。其中脊柱裂的案例尤其有增加的趨勢。此外也發現腦和脊髓等中樞神經發育階段的畸形案例（與顎裂症也有關）。

2. **高半胱胺酸血症**（動脈硬化症是腦梗塞及冠狀動脈疾病的原因，而高半胱胺酸血症是動脈硬化症的單一危險因子）與阿茲海默症或失智症、帕金森氏症、骨鬆症、胎兒發育障礙等都有關係。目前已知這些病症都是因維他命B_6、B_{12}、葉酸、膽鹼等攝取不足所造成的。

葉酸1天的建議攝取量是240μg（微克），但像這種葉酸多型的患者，這樣的量是不夠的，必須攝取約2倍的量，亦即400μg。

不過目前尚無法一一檢查每個人是否屬於葉酸的基因多型性，因此美國對此情況的對策有如下的發展。

1. 美國疾病管理中心及美國公共衛生局公佈「適孕年齡的所有女性1天應攝取含有400μg葉酸的營養補充品，如此可預防70％的神經管缺損症」（90年代）
2. 美國婦產科學會（ACOG）也提出「為了孩子，母親至少應於懷孕4週前開始補充含有葉酸的營養補充品」（90年代起）。
3. 美國食品暨藥物管理局（FDA）也提出以下義務：「麵包等穀類加工食品應一律依100g比140μg的比例添加葉酸」（98年）。

這項強制穀類加工食品添加葉酸的結果是，美國的血清葉酸值由7μg／mg改善為15μg／mg，且原本每年有4000名神經管缺損新生兒的數字也成功減少為8分之1。此外心肌梗塞的病例也大幅減少。

不僅如此，加拿大也在早餐穀類食品（cereal）中添加葉酸，神經管缺損新生兒數字因而減半。

日本反應實在太慢

反觀日本又是什麼情形呢？

根據統計，現今日本人的總葉酸攝取量是２９４μg，但其中約有9成是利用效率僅60%的聚麩胺酸型葉酸。扣掉這部分的話，等於只實際攝取到１９０μg的葉酸（飲食的吸收率是50%以下，而營養補充品的吸收率是85%以上）。

另外，２０００年時厚生省（現在的厚生勞動省）也建議至少從懷孕1個月前開始，到懷孕3個月之間，每天除飲食外另服用營養食品，以攝取４００μg的葉酸。但這項建議的實踐程度尚不明確。

此外也和美國一樣，計畫在食品中添加葉酸。但在此計劃實施之前，我們只能

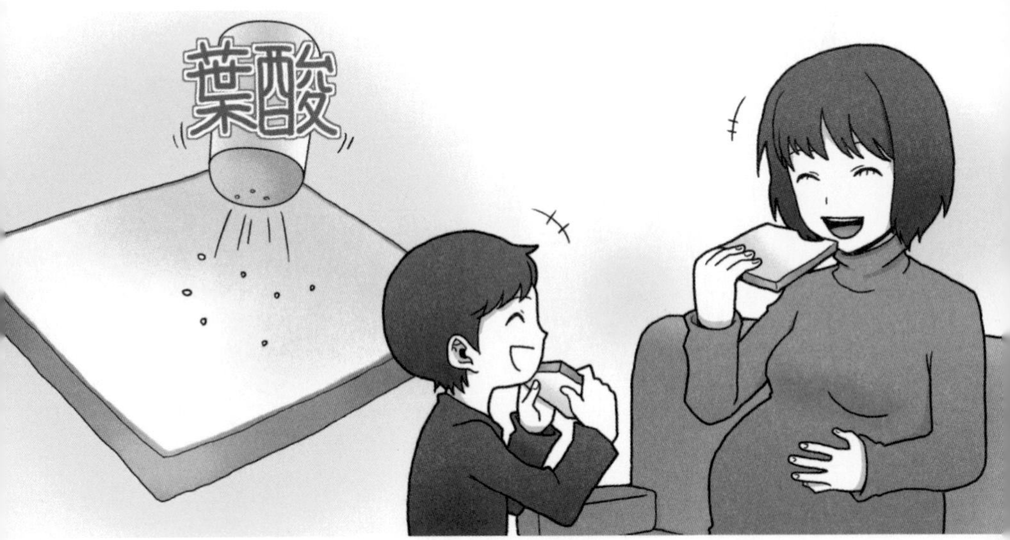

利用營養補充品。藉著服用綜合維他命＋維他命B群，希望1天能補充400μg以上的葉酸。

這種情況下，埼玉縣坂戶市獨自推出「坂戶葉酸計畫」，免費為市民篩檢是否為基因多型性，同時檢查是否患有高半胱胺酸血症，此外也進行飲食方面的指導，成果相當令人期待。

對基因體維他命學的期盼

您聽過人類基因體計畫（HGP）嗎？這是1990年召開的世界級計畫。2003年4月成功測出99%人類基因體鹽基對的序列，且精確度高達99・99%。

因為這項計畫的成功，人類基因體的排列方式已幾乎完全明朗。我們的基因體有99・9%是共同的，個別差異只有0.1%（另有一說為99・7%，且同卵雙胞胎為例外）。換句話說，0.1%的基因體差異加上環境生活習慣上的差異，即造就出每個人不同的個別性。

每個人的基因體的確有所差異，但卻沒有哪個正常哪個不正常的區別。不見得哪一種基因就有利或不利於生存，且還會受基因所處的外部環境左右。

根據預測，將來解讀個人基因體約需1個月時間，且花費約為1000美元（約10萬日幣）。這使人更加期待每個患者在接受治療時都能得到最適合自己的醫療，即所謂量身打造的醫療。而這也是因為透過基因體的解讀就能知道每個人的體質容易罹患何種疾病，以及什麼藥對個人效果最好。

這麼一來，以往大眾式的醫療體系將轉變為個人式醫療，大眾式的健康將修正為個人式健康。而EBM（Evidence-Based Medicine，實證醫學，是公認效果最廣泛的平均值治療方式）也將轉型為GBM（Genome-Based Medicine，根據個人基因情報進行的醫療方式）。整個醫療體系勢必將有巨大的轉變。

（注）基因多型性——基因是由DNA所構成，而基因多型性指的就是在DNA的排列上出現個人差異。以整體1％以上的頻率出現就稱為基因多型性。

最近有關基因體的熱門話題（負面資料）

抗氧化維他命的代表是維他命E，截至目前為止大家都相信它對預防動脈硬化十分有效，但最近卻發現長期對動脈硬化症及糖尿患者投以維他命E，卻出現反應異常的個案，反而可能容易促進動脈硬化並提高併發心血管疾病的風險。其主要原因與肝球蛋白（簡稱Hp或稱結合球蛋白）基因型有關，若為人類Hp1型，則抗氧化維他命可有效預防動脈硬化；但若為人類Hp2型，卻反而會促成動脈硬化。

一般公認好的東西不見得適合所有人，反過來也可以說，世上沒有適合所有人的東西。服用營養補充品也是如此，一定要特別留意是否適合自己體質。即使所有人吃了都沒事，也可能只有您一個人不適合喔！

資料2

●因具有抗氧化效果而倍受矚目的「機能性成分」

最近除脂肪、醣類、蛋白質、維他命及礦物質等 5 大營養素之外，有愈來愈多其他營養素也開始受到矚目。尤其是具有高度抗氧化作用的成分，因大家對其抗老化效果充滿期許，市面上許多化妝品也都紛紛添加。這些統稱為機能性成分，可在人體內由維他命及礦物質合成，但隨著年齡增長可能也會逐漸減少。

名稱	主要功能	富含之食物
輔酶Q10	活化細胞，使皮膚、眼睛及腦細胞保持活力。	肝臟等動物內臟、牛及豬的瘦肉部分、鰹魚、鮪魚、秋刀魚、日本鯷魚、青花魚、青花菜
硫辛酸	具有超強抗氧化力，可幫助體脂肪燃燒。此外，輔酶Q10、維他命C及維他命E等在體內利用後即失去效果，硫辛酸具有使它們恢復活性的功能。	波菜及肝臟等
左旋肉鹼	具有超強抗氧化力，可幫助體脂肪燃燒，對消除疲勞也有不錯的效果。據説還有維持大腦機能及預防失智症的效果。	肉類，尤其是羊肉
葡萄糖胺	可促進生成製造軟骨所需的粘多醣，使磨損的軟骨恢復原狀。	山藥、秋葵、蝦米等
軟骨素	有了軟骨素，關節才能柔軟而順利轉動。還能使組織增加保水性及彈力，有保持肌膚水嫩的功效。	魚翅、燕窩、鱉、納豆、山藥、秋葵、滑菇（Nameko）、海藻等有粘液的食物
膠原蛋白	皮膚的構成成分除水分之外，約有7成的膠原蛋白。膠原蛋白是保持肌膚水分及彈力不可或缺的成分。關節，尤其是軟骨部分都有許多膠原蛋白，可增加軟骨的潤滑度，有潤滑油般的效果。	雞翅、雞肋、牛筋、豬腳、咖哩、魚翅等動物或魚類的皮、骨。
乳酸菌	抑制腸內壞菌的繁殖，促進腸胃蠕動，使大便順暢，還有減輕大便臭味的效果。此外也有增強免疫力及減輕抗生素副作用的功能。	優格、乳酸飲料、發酵奶油、乳酪、泡菜、米糠漬之類的發酵食品

第4章

不能缺少的營養補充品應用法

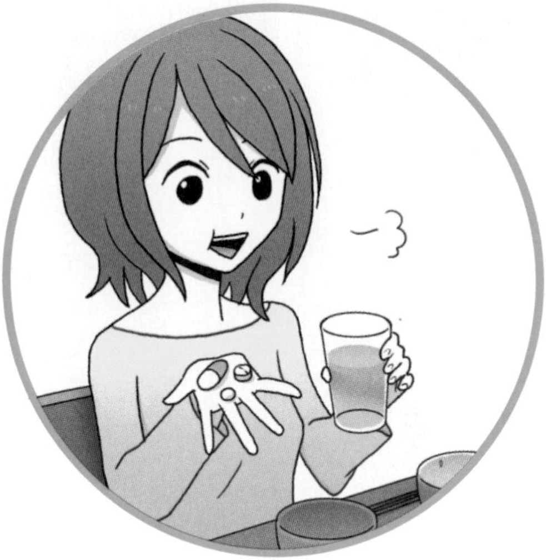

服用營養補充品，不必攝取多餘的熱量就能有效率地獲得必須的營養。
它畢竟只是食品，不像藥品吃了就能立即見效，
但卻能補充三餐無法完整攝取到的營養。

巧妙應用營養補充品

服用營養補充品時切勿大量攝取單一種營養素，應每次少量但卻周延攝取各種營養素。且不是光吃營養補充品就行了，最重要的是要有正確的生活習慣，讓營養補充品充分發揮功效，才能得到真正的效果。

周延攝取才能確保安全

現在營養補充品的進化令人刮目相看，但服用方式卻尚未進化，簡直就像吃藥似的。「這種體質就吃這種營養補充品」。一般的服用方式都是這種1比1的對應法。

但營養補充品並不是藥品，不是看到什麼症狀就吃什麼。千萬別過量攝取或期待它能發生藥劑作用而擅自加量。正確的服用觀念是：「營養補充品是食物，光吃進肚子裡是不會有效果的。」

若希望身體能好好利用吃進去的營養補充品，反而應該在生活習慣方面下工夫，讓它充分發揮效果。

維他命療法為了導出營養補充品的臨床效果，也另外進行生活習慣的指導。且打從一開始就貫徹了2個攝取觀念：「綜合營養的補充」及「綜合抗氧化物質的補充」。

不要大量攝取單一種類而應周延攝取各種營養補充品，即使只是少量亦無妨。這樣做的目的是為了確保安全性並追求真正的效果。若只是大量補充某種抗氧化物質，別妄想這樣就能減少自由基，說不定反而因此增加自由基。

自由基也是對人體有用的東西，細胞外、細胞膜、細胞內及人體所有地方都可能產生。只靠水溶性抗氧化物質是無法戰勝這些自由基的，必須補充脂溶性且能進入外膜的抗氧化物質，否則就無法達到真正的抗氧化效果。

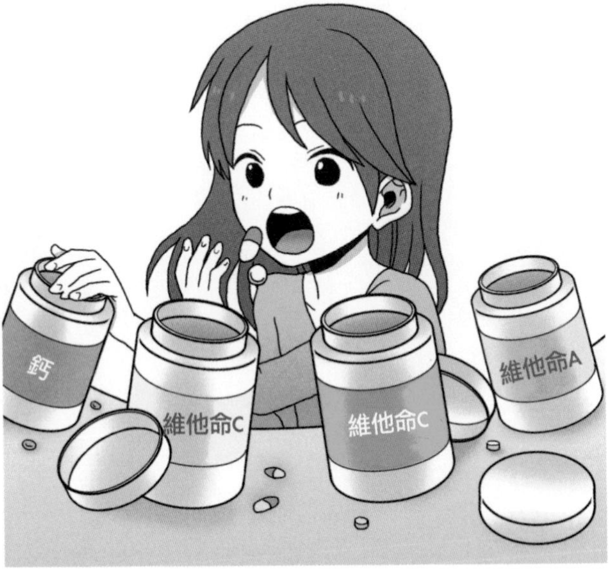

為了達到真正的效果

接著來談真正的效果。就拿畏寒症來說吧。此症狀的正確對策並不是補充維他命E，最重要的是要求病患改正飲食方式。然後才開始少量持續補充所缺乏的營養素，並要求病患持續運動，逐步改善代謝。如此可同時改善身心狀況，提高自體免疫能力，畏寒症這類局部性的症狀自然也能逐漸痊癒。

換句話說營養補充品並不是主角，事實上只是配角而已。改正生活習慣且持之以恆，監視身體的變化並留心是否有副作用，再做策略的修正。如此一步步追求健康的自己才是真正的主角，其他的都只能算配角。

本書對營養補充品的服用建議是基於2個概念，那就是確保安全性及追求真正的效果。千萬不要只猛吃營養補充品，或盲目地持續服用，一定要正確地應用營養補充品。

養生方案❷每日的營養補充品應用法

服用營養補充品時必須了解它們的各別特性，並依優先順序服用，這一點十分重要。若身心代謝所需的營養素不足，即使攝取其他營養補充品也別妄想有什麼效果。首先該攝取的是維他命、礦物質及蛋白質這3種基本營養素。

營養補充品的優先順序

營養補充品不能一口氣攝取很多種，應該依照優先順序慢慢增加。我們先來看看基本的營養補充品有哪些。

●主要營養素的營養補充品

維他命、礦物質、蛋白質

卵磷脂、EPA／DHA、纖維素

●可任意選擇的營養補充品

準營養素（輔酶Q10、膠原蛋白等）

植物化合物（多酚類、類胡蘿蔔素）

草藥類（洋甘菊、聖約翰草等）

第一階段

基本上是維他命、礦物質及蛋白質

維他命及礦物質是身心代謝不可或缺的營養素，若過多或不足，新陳代謝就會受到干擾而引起身體不適。

維他命及礦物質有許多種類，若只攝取其中某一種是無法改善代謝的。因為代謝若要順利進行，得要備齊所有必須的營養素。

第一階段是提高綜合維他命及綜合礦物質的整體攝取量。此外也必須加強一不小心就會缺乏的蛋白質。

這些是維持人體基本酶及輔酶系統、內分泌系統、神經系統、免疫系統等基本功能所不可或缺的營養素。若基本營養素不足，代謝就無法正常進行。所以就從維他命礦物質及蛋白質這3種基本營養補充品開始補充吧！

最佳服用時機是早餐時

基本營養補充品最好是在1天活動的開始，亦即早餐的時候服用。尤其每天的攝取量如果是1顆的話，更應該盡量在早上服用。

但從事夜間工作者應配合生活節奏在晚餐時服用。至於工作時間不固定的人則應在工作前用餐時服用。

此外依製造廠商不同，顆粒或膠囊的大小也有不同，攝取的劑量也可能不同。產品上應該印有效果最佳的攝取量及食用方法，請確實遵守。

當然也有些例外情況。成長期間的兒童或希望多長肌肉的人，建議在晚餐時或運動完後立即服用蛋白質。

第1階段　基本營養補充品的種類

種類	特徵	1天的標準攝取量
綜合維他命	是能夠一次攝取到多種維他命的營養補充品。最好包含維他命A、B_1、B_2、B_3（菸鹼酸）、B6、B_{12}、泛酸、葉酸、生物素、C、E、D、K等13種。至少也要包含11種（除生物素及維他命K）。	1顆 維他命A：2000IU 維他命B群：B1，5mg；其他還有7種 維他命C：200mg 維他命E：26.8mg（40IU）
綜合礦物質	是能夠一次攝取到多種礦物質的營養補充品。16種必要的礦物質中，至少也要包含鈣、鐵、鋅、鎂、碘、鉻、硒、銅等。	1顆 鈣：200mg 鐵：5mg　鋅：11mg 鎂：100mg 碘：150µg　鉻：35µg 硒：60µg　銅：1.8mg
蛋白質	這類營養補充品多為粉末狀，一般都建議混在牛奶或優格中服用。小孩或年長者應該多攝取大豆原料的製品較佳。	10g（35卡） 蛋白質：8g　脂肪：0.2g 醣類0.4g 卵磷脂　異黃酮

※顆數為一般製品的1天攝取量

3種基本營養補充品（早餐）

第1階段

綜合維他命 1顆

綜合礦物質 1顆

蛋白質 10克

營養補充品有副作用嗎？

服用營養補充品幾乎不必擔心有什麼副作用，但若攝取過量還是有可能出現副作用。產品上一定會標示1天的標準攝取量，請不要服用過量。

服用綜合維他命及維他命B群，尿液可能會呈黃色，但那是維他命B_2的顏色而不是副作用，所以不必擔心。

第2階段
基本營養補充品之外再加上維他命

習慣服用3種基本營養補充品後，第二階段即可加強維他命的攝取。在此介紹以下4種。

①維他命A、β胡蘿蔔素或綜合胡蘿蔔素
②維他命B群
③維他命C
④維他命E

這些基本上也和基本營養補充品一樣，最好在早餐時服用，但水溶性的B群和C則分早晚服用。若必須服用多顆，請依照產品上的指示服用。若無特別指示，而每天建議攝取量是2顆的話，就分別在早餐及晚餐時服用。3顆的話，就分成早、午、晚或早餐2顆、晚餐1顆。

第3階段
卵磷脂、EPA／DHA和纖維素

一旦習慣3種基本營養補充品及後來追加的4種維他命之後，即可進入第3階段。這回要追加的是卵磷脂、EPA／DHA和纖維素。

日式飲食的副食代表是大豆，大豆中含有豐富的卵磷脂。此外，魚類含有大量的EPA／DHA，而根莖類蔬菜則含有許多纖維素（膳食纖維）。但靠我們平常的飲食卻容易攝取不足，故在此建議服用營養補充品。

服用的建議時機如下。纖維素每餐

●第2階段　追加的營養補充品種類

種類	特徵	1天的標準攝取量
β胡蘿蔔素（維他命A）或綜合胡蘿蔔素	希望肌膚及眼睛健康所不可或缺的營養素。可貯存在體內，必要時轉化成維他命A使用。	1顆 2500 IU
維他命B群	糖分及脂肪在進行能量代謝時絕不可或缺，因此必須攝取含有維他命B_1、B_2、B_3（菸鹼酸）、B_6、B_{12}、泛酸、葉酸、生物素等8種的維他命B群補充品。	2顆 B_1：2mg。其他包含B_2還有7種。
維他命C	維他命C會因壓力及吸菸等因素而大量消耗。建議壓力大的人更要多補充。	2顆 300mg
維他命E	有很強的抗氧化作用，能防止肌膚鬆弛或長斑。要抗老化絕少不了維他命E。市面上有天然及化學合成的製品，但天然的效果較佳，應會標示dl-α tocopherol（生育醇）。	1顆 134m（200 IU）

※顆數為一般製品的1天攝取量

●再追加 4 種營養補充品（早餐及晚餐時服用）

3種 基本營養補充品	綜合維他命 1顆	綜合礦物質 1顆	蛋白質 10克	
第2階段	β胡蘿蔔素 1顆	維他命B群 2顆	綜合礦物質 1顆	維他命E 10克

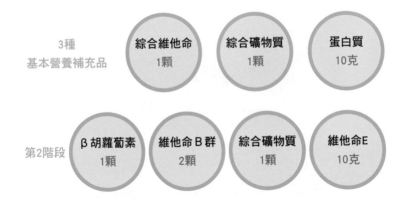

服用，卵磷脂及EPA／DHA則配合代謝，最好於晚餐時服用。若必須攝取1顆以上，請分別在早餐及晚餐時服用。

總共10種最基本的營養補充品

剛才為您介紹的10種營養補充品都是改善代謝最基本的必要營養補充品。服用這些就能均衡攝取開頭介紹的主要營養素。準營養素的營養補充品及植物化合物就等這些都確實獲得補充後再開始服用。

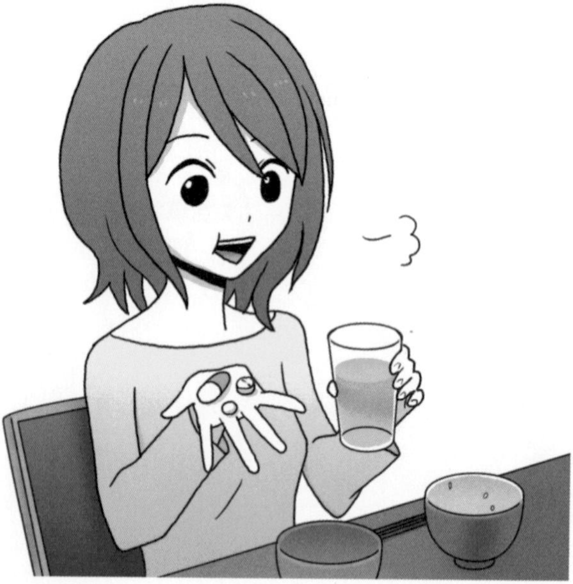

何謂適齡的營養補充方式？

飲食方面有所謂的適齡飲食，同樣地，營養補充也有適齡的營養補充方式。依年齡不同，攝取方式也略有不同。最基本的營養補充品有10種，但應視年齡斟酌攝取量或搭配其他營養補充品。

依年齡不同，攝取方式也不同

嬰幼兒期　此時期基本上不需要營養補充品。不過若發現營養不足，就必須及時補充營養補充品。適當的攝取量應該是成人的一半（多酚類及草藥類應避免）。

6～10歲　上了小學就應開始攝取營養補充品。10歲之前補充綜合維他命、綜合礦物質、蛋白質、EPA／DHA、卵磷脂、纖維素等6種。EPA／DHA及卵磷脂的攝取量和大人一樣，其他約4分之3即可（多酚類及草藥類應避免）。

11～18歲　小學高年級開始到國中，先慢慢把上述的6種營養補充品份量加到與大人相等。上了高中，可加至基本量的1.5倍，但若維持基本攝取量亦無妨。

20～50多歲　攝取10種基本營養補充品，此外再視目的或情況追加準營養素或草藥類。

60歲～　基本的營養補充品照舊攝取，但可略作調整。若新陳代謝功能下滑則配合增加蛋白質的攝取量，若想預防文明病就別少了EPA／DHA及卵磷脂。此外還可增加隨年齡增長而減少的輔酶Q10和能夠預防失智症的銀杏葉萃取物。

隨年齡增長應考慮追加的營養補充品

上了年紀，準營養素輔酶Q10及硫辛酸、左旋肉鹼、檸檬酸、葡萄糖胺、軟骨素、膠原蛋白、等都應視需要補充。

此外，因具有超強抗氧化作用而深受矚目的植物化合物（多酚類及黃酮類等）也可視目的或狀況斟酌短時間補充。

要注意別超過建議的攝取量。尤其是多酚類，因為會長時間滯留在腸內，可能會影響礦物質的吸收。

其他還有草藥類的銀杏葉萃取物、大蒜、洋甘菊、紫錐菊、纈草、聖約翰草、百香果花（西番蓮）、馬卡（Maca）、貓爪藤及武靴葉等減重輔助品。這些營養補充品的最大特徵是利用植物的藥理成分，所以與一般藥劑相較之下副作用會比較緩和。

接下來介紹要向各位推薦的營養補充品及其個別的功效。需要的時候請參考。

維他命D　預防動脈硬化、抗骨鬆症、保護腦神經細胞（可預防阿茲海默症及帕金森氏症）

維他命K　預防骨鬆症、維持腦機能、保護腦神經細胞（抗氧化壓力）

超級維他命E（tocotrienol，生育三烯醇）

抗氧化、抗動脈硬化

花生四烯酸　改善腦機能

DHA　抗氧化及抗發炎

左旋肉鹼　抗動脈硬化、抑制癌細胞繁殖（抑制血管增生）

硫辛酸　促進糖分代謝、抗氧化

輔脢Q10　抗氧化

蝦紅素　抗氧化、抑制脂肪過氧化、抗動脈硬化、預防癌症並抑制癌症轉移、美膚

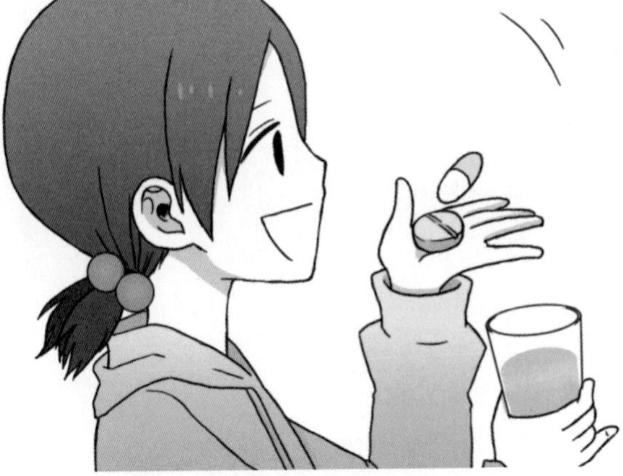

上小學就可以開始服用營養補充品。
一開始份量應比大人少一點。

養生方案❸利用肌肉運動提高代謝機能

要讓吃進身體的營養素有效代謝並轉化為能量消耗掉，一定要多運動。尤其阻力式運動能增加肌肉量，進而能提升基礎代謝，所以效果更好。不必勉強，但即使只是少量也要每天持續喔！

養成能讓營養補充品發揮功能的生活習慣

第一章提過，要養生光吃營養補充品是沒有效的。您還記得吧？營養補充品之類的輔助食品，即使吃進體內也無法立即發揮應有的功能。

確實服用營養補充品，調整營養的均衡之後，還必須要有適度的運動及睡眠，才能讓這些營養發揮作用。這些條件若未完備，就永遠只能停在「準備好了」或「的確吃了營養補充品」的階段。

那麼，什麼是能讓營養補充品發揮作用的運動呢？那就是第一章介紹過的阻力式運動（肌肉運動）。請容我重複說明這種運動的好處。

提到運動，大家很容易聯想到健走、游泳、騎腳踏車等有氧運動。但因為老化及代謝材料失衡，身體明明只做得到6分，而您若勉強做到10分，將會有什麼下場呢？的確，要是您想動還是能動，但一定會對身體的某些地方造成負擔（壓力）。比方說關節。

尤其上了年紀，長年使用的關節當然早已損耗，若還勉強運動就會使關節軟骨磨損，甚至變形。

「變形」乍聽之下好像有點危言聳聽，不過變形後無法支撐身體也的確是不爭的事實。變形本身沒什麼不好，但卻會讓人因此行動不便。

不過變形也是提醒我們注意加強關節周圍肌肉的信號。也就是要我們好好注意

阻力式運動的好處

①增加肌肉以提升基礎代謝量。

②若健走的時間相同，距離也相同，有肌肉的人所消耗的能量勢必大得多。

③貯存在人體內的脂肪約有70％以上要靠肌肉燃燒。阻力式運動可確保燃燒的場所。

④肌肉可以支撐關節，可以保護連接骨骼的關節。

⑤增加骨骼的支撐力並增加骨質。

⑥是與日本人農耕生活運動同樣原理的日常運動。

⑦將米飯以肝醣形式而不是以脂肪形式貯存，可加強身體的耐力。

新陳代謝，該開始健身了。

不過還是先由阻力式運動著手，等身體變強壯，再繼續健走之類的動態運動！

身體運動1
阻力式運動

基本上應該每天進行，這樣就可促進新陳代謝了。

阻力式運動、伸展運動、瑜珈、太極拳、氣功等對身體肌肉增加負擔的訓練，1天應該做3次以上。

●身體運動1　可以促進新陳代謝

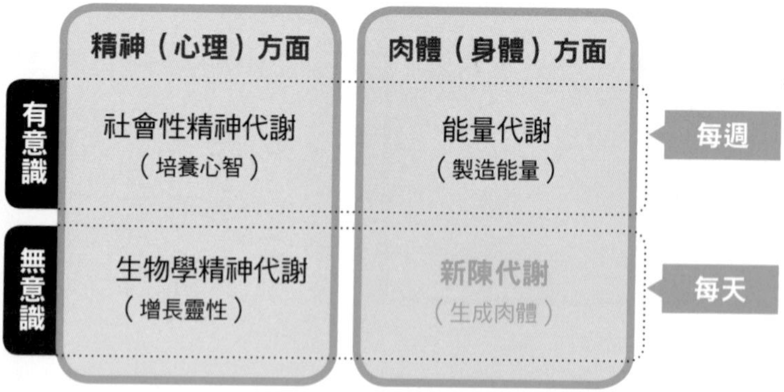

	精神（心理）方面	肉體（身體）方面	
有意識	社會性精神代謝 （培養心智）	能量代謝 （製造能量）	每週
無意識	生物學精神代謝 （增長靈性）	新陳代謝 （生成肉體）	每天

隨時都能簡單進行的阻力式運動

接下來為各位介紹每天都能在家自己做的阻力式運動。
不太習慣運動的人要突然整套做或許會很辛苦，
但少量並無所謂，最重要的是一定要持之以恆。
如果沒有啞鈴，可用500ml的寶特瓶裝水代替。
請自行斟酌水量，從較小阻力開始練習。

舉啞鈴的上半身運動

※注意：若站著做有困難，坐在椅子上做也無妨。

雙臂向前伸出 15次

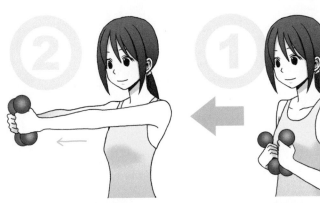

①背脊挺直，腋下夾緊，雙手將啞鈴拿在胸前。

①雙臂往正前方伸直。注意手臂不要下垂，應維持在肩膀的高度。雙臂之間的距離約與肩同寬。
①②重複做15次。

雙臂往左右開合 15次

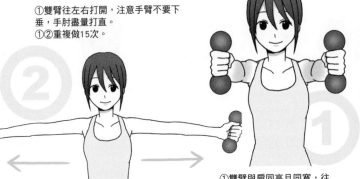

①雙臂與肩同高且同寬，往身體正前方伸直。

①雙臂往左右打開，注意手臂不要下垂，手肘盡量打直。
①②重複做15次。

雙臂往上伸展 15次

①手肘在身體兩側張開，把啞鈴舉到肩上，準備往上延伸。

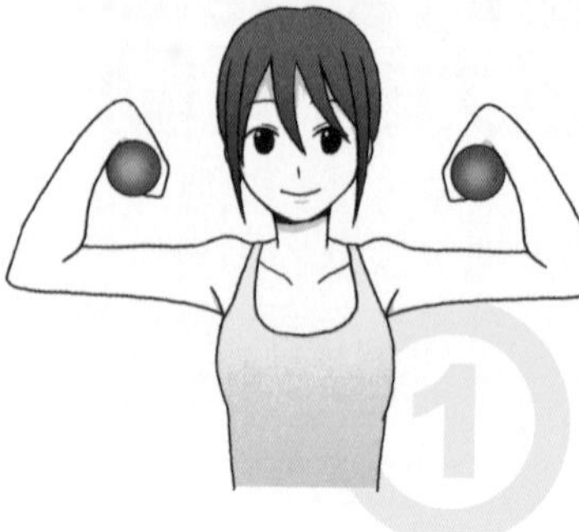

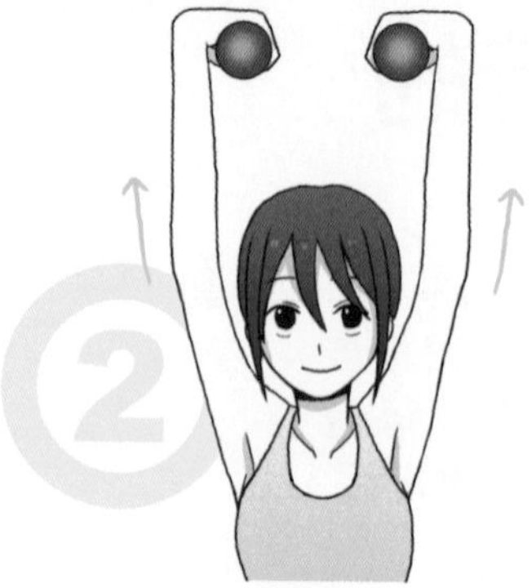

②雙臂打直，往正上方延伸。雙臂之間的距離約與肩同寬。
①②重複做15次。

雙臂上舉① 15次

①雙臂直直往下伸直，掌心朝外預備。雙臂之間的距離約與肩同寬。

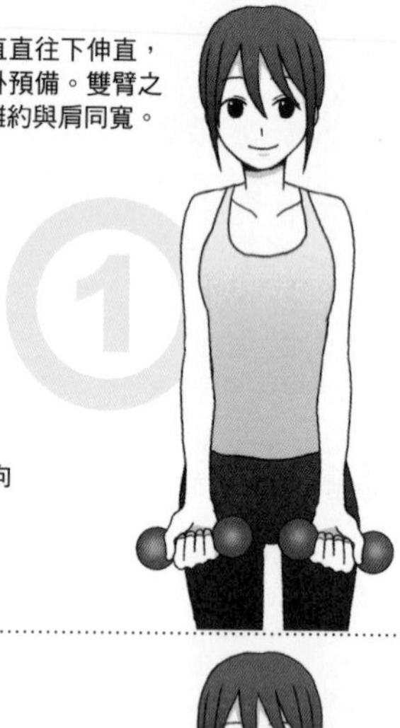

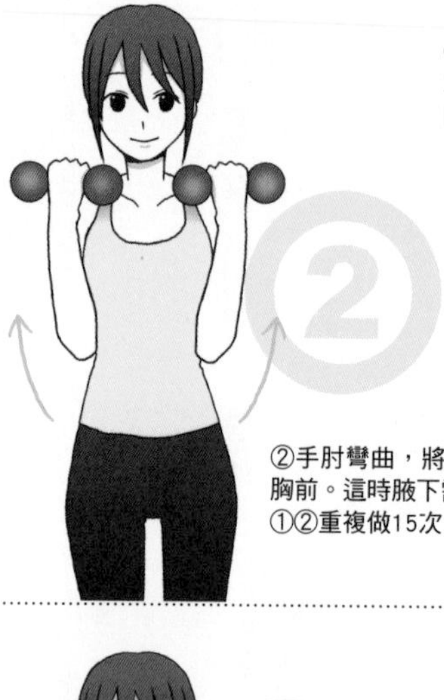

②手肘彎曲，將雙臂舉向胸前。這時腋下需夾緊。
①②重複做15次。

雙臂上舉② 15次

①雙臂在身體兩側往下伸直，掌心朝內預備。

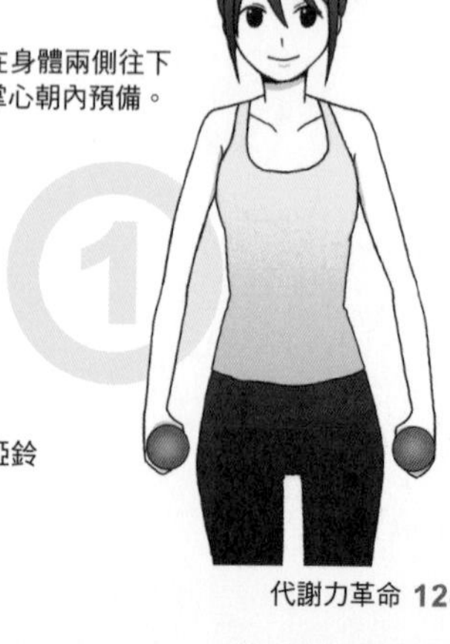

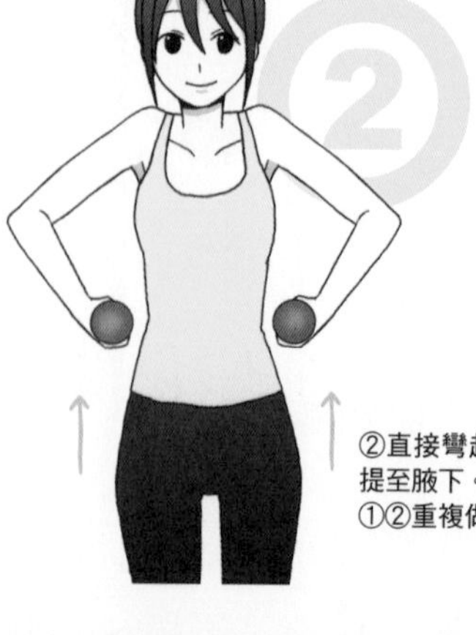

②直接彎起手肘，將啞鈴提至腋下。
①②重複做15次。

坐在椅子上做的上半身運動

拉開肩胛骨 10秒

雙手在胸前交叉並各自抓住另一側的肩膀。將背部拱起，同時雙手稍為用力，慢慢把肩膀往下拉，把肩胛骨拉開。維持10秒不動。

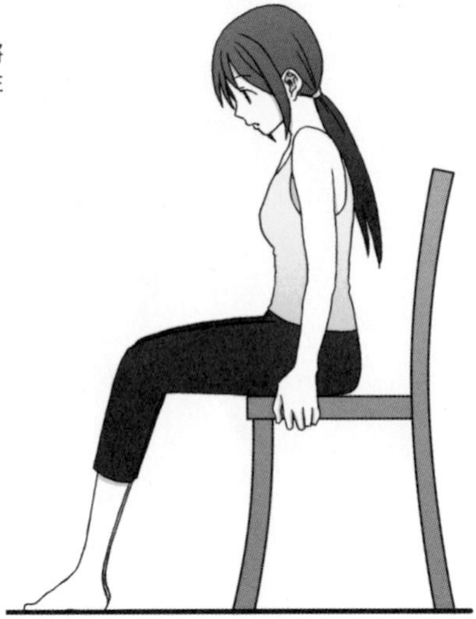

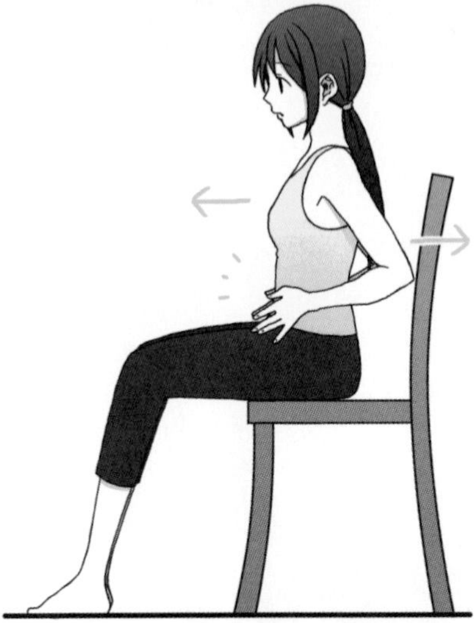

小腹用力 30秒

椅子坐一半，雙腳輕輕並攏，雙手抓住椅子兩側。將背部拱起，用力縮緊小腹，感覺像要把肚臍吸進肚子。將注意力放在肚臍附近，並繼續用力，維持30秒不動（不要閉氣）。

肩胛骨的開合 10次

雙手伸到背後，掌心朝上交握。然後將手肘打直，使兩側肩胛骨往正中間夾緊。再彎曲手肘，恢復原來姿勢。重複做10次。

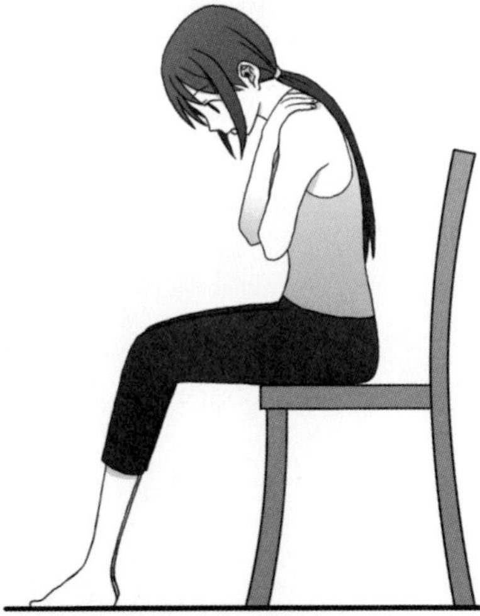

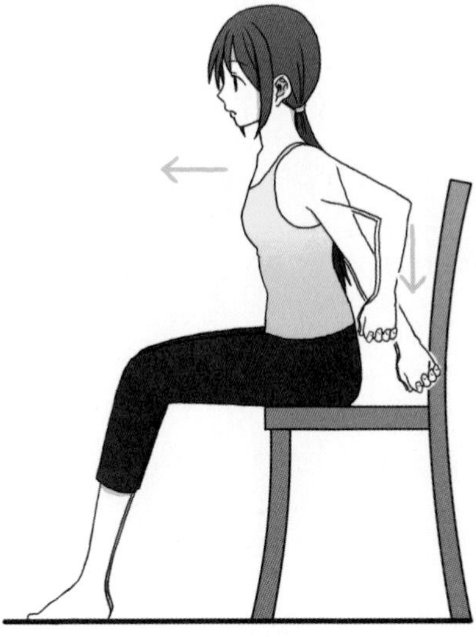

夾緊肩胛骨 10秒

椅子坐一半，手肘彎成直角，手貼在腹部。然後將手肘與肩膀往後拉，讓左右肩胛骨朝正中間夾緊。將注意力集中在背部，維持10秒不動。

坐在椅子上做的腿部運動

腳跟上下運動 30次

雙手在胸前交叉並各自抓住另一側的肩膀。將背部拱起，同時雙手稍為用力，慢慢把肩膀往下拉，把肩胛骨拉開。維持10秒不動。

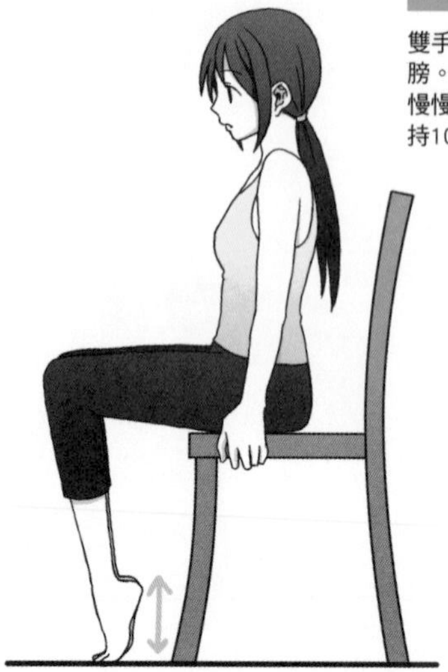

腳尖上下運動 30次

雙腿併攏，雙腳往前伸出一步。然後慢慢將雙腳腳尖往上抬，再慢慢放下。重複做30次。

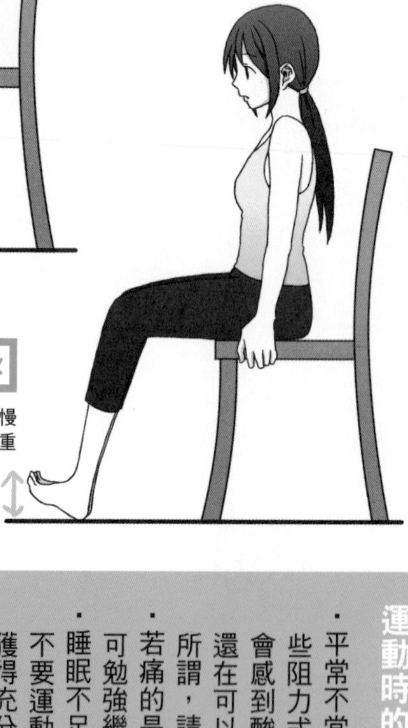

運動時的注意事項

- 平常不常用到肌肉的人做這些阻力式運動時，肌肉可能會感到酸痛。如果酸痛程度還在可以忍受的範圍內就無所謂，請持續。
- 若痛的是關節部分，那就不可勉強繼續。
- 睡眠不足而感到疲倦時千萬不要運動。請在營養及睡眠獲得充分補充後再運動。
- 習慣這些運動之後，可試著慢慢增加次數或增加啞鈴的重量。
- 做動作時一定要盡量放慢速度，並將注意力集中在使用中的肌肉上，這樣效果會更好喔！

膝蓋伸展運動 15秒

背脊確實挺直，雙手抓住椅子兩側。將一邊的膝蓋伸直，將腿抬起。腳尖朝上，膝蓋盡量打直。維持15秒不動。

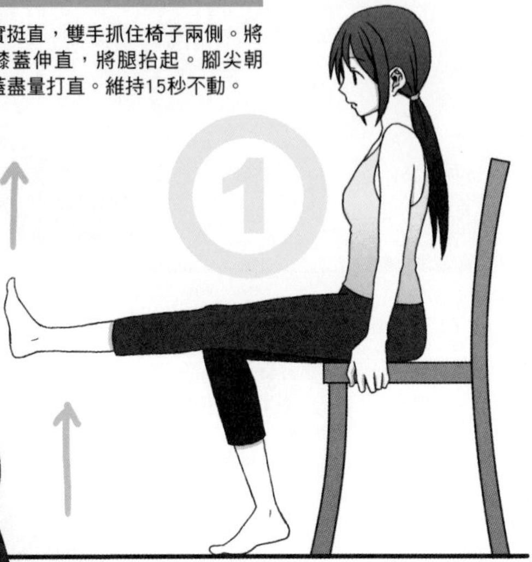

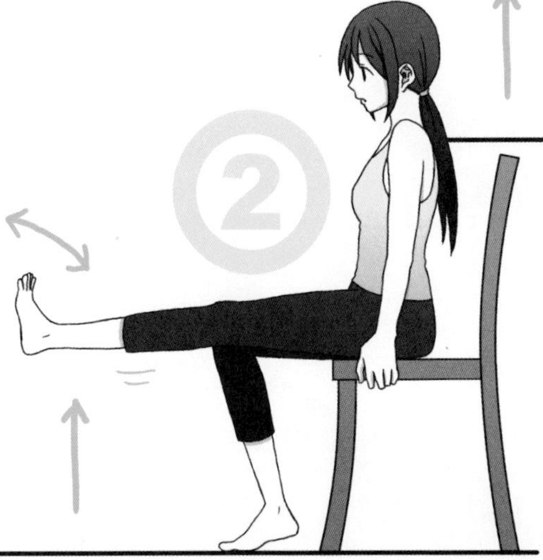

腳踝伸屈運動 15次

上抬的腳維持不動，同時盡量彎曲腳踝，再放鬆。重複做15次。

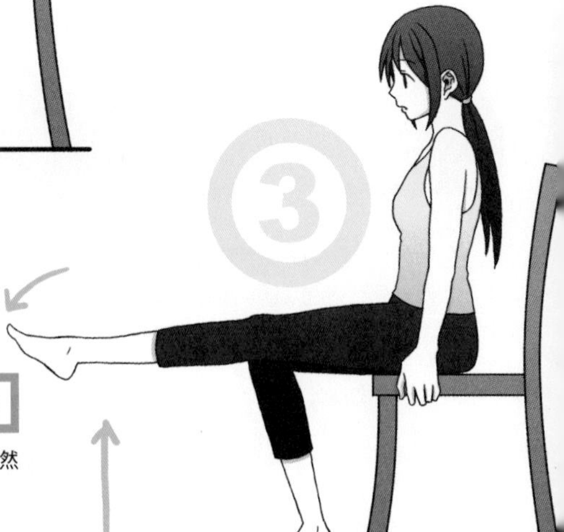

腳踝伸曲運動 15秒

上抬的腳維持不動，同時盡量延伸腳踝，一直延伸到腳尖。維持15秒不動。

腳踝伸曲運動 15次

同②，再做15次的腳踝伸屈運動。然後換腳，重複①～④的動作。

躺著做的腿部運動

※注意　若雙腳同時上抬很辛苦，單腳分別做也可以。這時請左右交互進行。下面不動那腳膝蓋一定要打直。

基本姿勢

背脊貼地正躺，雙手自然伸直置於身體兩側。腳尖朝上，將腿往上抬，維持在30度左右的高度。

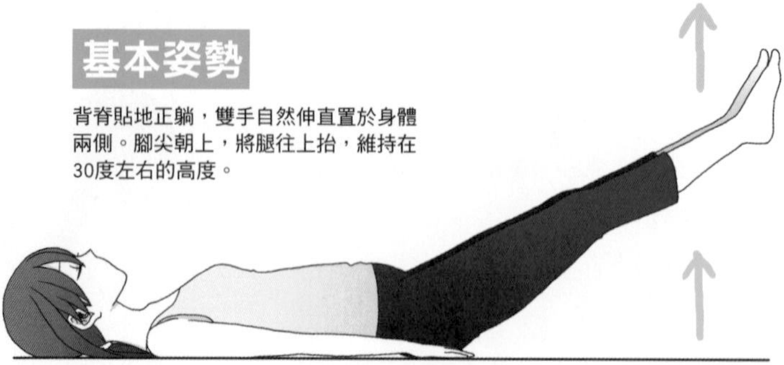

腳踝彎曲運動 15秒

背脊確實挺直，雙手抓住椅子兩側。將一邊的膝蓋伸直，將腿抬起。腳尖朝上，膝蓋盡量打直。維持15秒不動。

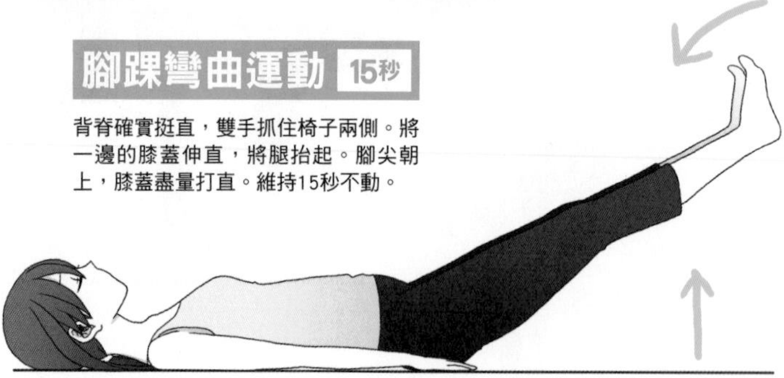

腳踝延伸運動 15秒

維持基本姿勢，但把腳尖伸直，使腳踝延伸。維持15秒不動。

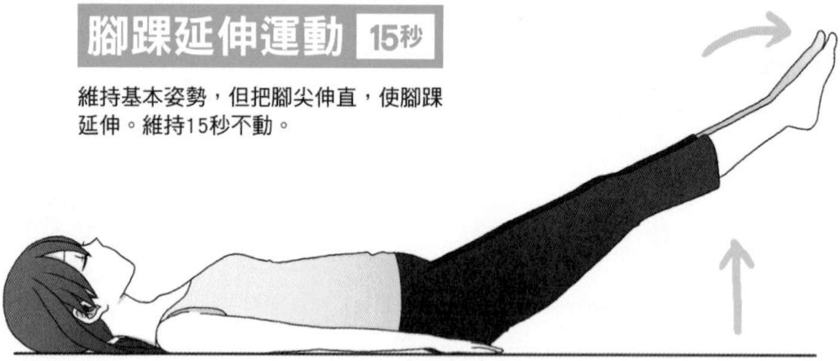

腳踝伸曲運動 15回

維持基本姿勢，但慢慢使腳踝彎曲或延伸。重複做15次。

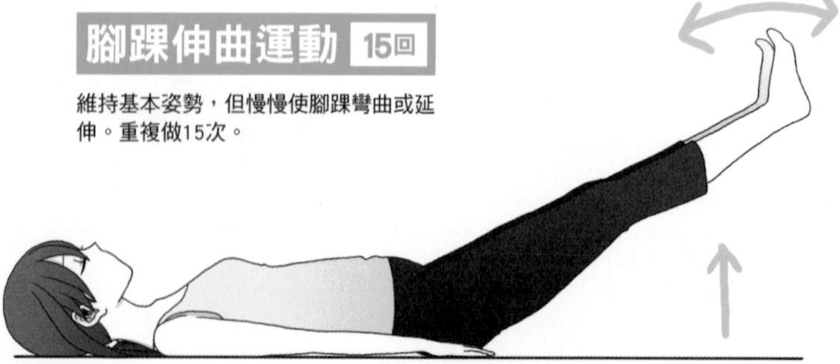

有氧運動也可以活化腦部

有氧運動的主要效果是促進能量代謝，但其實也有提高前額葉的機能，還能促進社會性精神代謝。不必每天做，先試試1週做2～3次吧。有氧運動不但可以燃燒脂肪，同時還能活化腦部，是絕對不可少的H・P

身體運動2
有氧運動

每天做阻力式運動，等身體長出肌肉後，就再加做一些可有效促進能量代謝的有氧運動（健走、騎腳踏車、游泳）或準有氧運動（慢跑、跳舞、舞踏、韻律舞）。

有氧運動不僅能促進身體的能量代謝，還能提高前額葉的機能，並促進社會性精神代謝（肌肉訓練對前額葉並無影響）。運動還能增加大腦海馬迴（專司記憶）的神經細胞數，運動中神經傳導物質乙醯膽鹼會大量增加，因此記憶等大腦的機能也會隨之亢進。此外血清素的分泌也會提升，可使生物學精神代謝更為安定。

定期運動者的腦部代謝及精神代謝是不運動的人的2倍。因此定期做這些運動是很重要的。不過也不必每天做，1週3

次以上，合計2個半小時至3小時即可。
有氧運動也有維持肌肉強壯的功效，因此也可促進4種代謝，是絕不可或缺的H・P。

非日常的（隨機選擇的）身體運動

除了每天的例行運動，可以再追加游泳比賽、馬拉松球賽或登山之類的運動，就把目標訂在1年多次～1個月2次左右即可。除轉換心情外，也可把游泳比賽和馬拉松的成績記錄下來以肯定每天運動的成效，也算是對自己的一種鼓勵。

此外，運動絕對不要勉強。睡眠不足或壓力過大時，若做運動更會形成身心的壓力。睡眠不足或身心感到疲勞時，還是

●身體運動2　是為了促進能量代謝

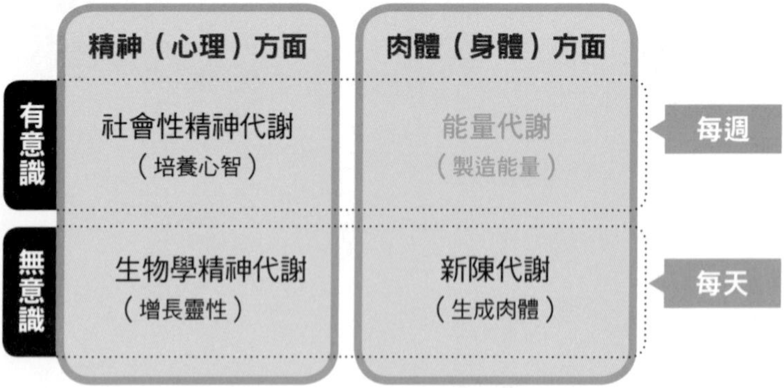

	精神（心理）方面	肉體（身體）方面
有意識	社會性精神代謝（培養心智）	能量代謝（製造能量）　→ 每週
無意識	生物學精神代謝（增長靈性）	新陳代謝（生成肉體）　→ 每天

應該以睡眠或休息為優先。

除了每天的例行運動之外，每年也應計畫幾次挑戰馬拉松大賽、自行車大會或登山等活動。若能達成目標，也算是對每天例行運動的一種鼓勵。

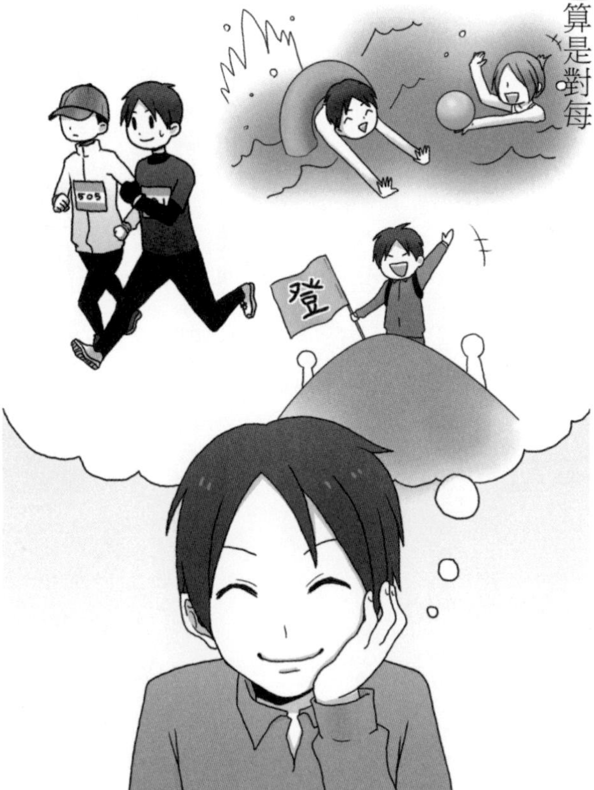

養生方案❹精神代謝也要順暢

阻力式運動或有氧運動都是與身體有關的運動。但要改善代謝，不能只關心身體，精神代謝是否順利進行也是很重要的。因此必須要做能讓大腦放鬆、使它活化的心理運動。

心理運動1：做靜態運動，讓腦部放鬆

放鬆、冥想、祈禱、禪坐、按摩、半身浴等都可促進生物學精神代謝。最好持續每天騰出10分鐘，讓腦部完全放鬆。

尤其泡澡不但可清潔身體，還能讓心情舒暢。若再加一點自己喜歡的入浴劑，放鬆的效果會更好喔！

心理運動2：以動態運動讓腦活化

看書、計算、記憶學習（腦力訓練）、會話（與人溝通）等，都可以促進社會性精神代謝。

非日常的（隨機選擇的）心理運動

腦部運動，尤其是複合式的運動更能活化大腦。討論、辯論、開會、工作等與

人溝通的腦部運動的確是必須的，但現代社會是個心理壓力過大的社會，動態運動和複合式運動都太多了。

●心理運動1　是為了促進生物學精神代謝

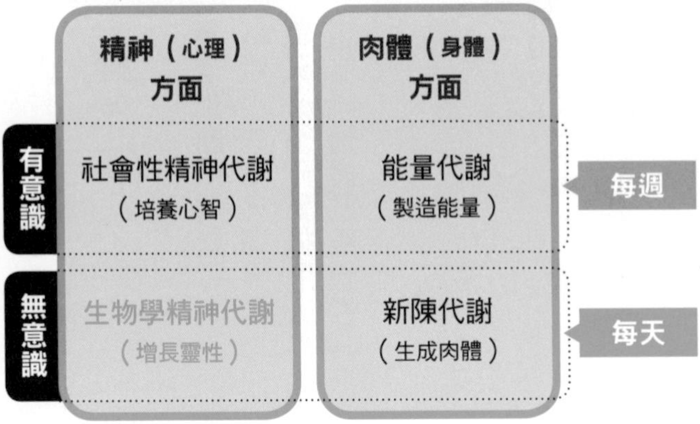

應該多安排接近大自然等與日常生活不同的活動，悠閒地享受這些時間，這是很重要的。

●心理運動2　是為了促進社會性精神代謝

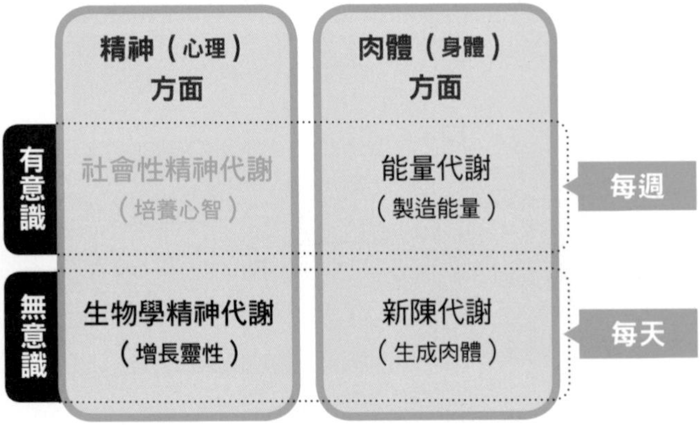

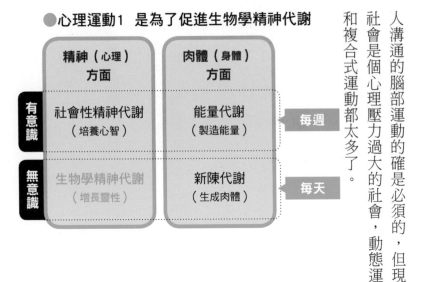

養生方案❺提高代謝率，睡眠很重要

要使代謝順利進行，睡眠也是相當重要的一環。
睡眠中能量代謝受到抑制，新陳代謝因而變得活潑，人體組織便開始生長。
每天必須確實攝取人體組織所需的基本物質蛋白質、
還有維他命及礦物質等營養素，此外還要注意補充優質的睡眠。

養生方案❺
睡眠的方法

1天中的主要睡眠基本上應該占6～8小時。

此外若需要次要睡眠（如：午睡等），則年輕人應該不超過15分鐘，年紀大的人也大概睡個30分鐘就好。

睡眠是身心代謝的基本材料，優先順序遠在養生方案❸、❹介紹的運動之上。若沒有充分的睡眠，絕不可貿然運動。

促進睡眠的3種方法

去除妨礙睡眠的物質

盡量去除妨礙睡眠的因素。避免空腹喝或喝太多含有咖啡因的飲料（茶、咖啡

睡眠可促進新陳代謝及生物學精神代謝

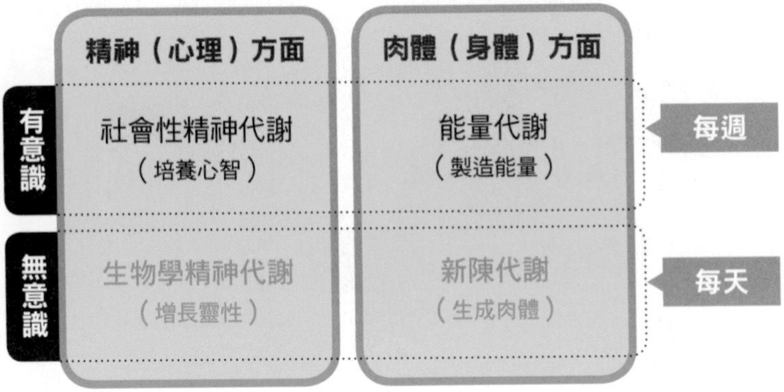

	精神（心理）方面	肉體（身體）方面	
有意識	社會性精神代謝 （培養心智）	能量代謝 （製造能量）	每週
無意識	生物學精神代謝 （增長靈性）	新陳代謝 （生成肉體）	每天

等）。同時也應調節臥室的環境（溫度、溼度及亮度等）。此外喝過多酒精性飲料也會降低睡眠品質。

配合睡眠的生理狀況

就生理而言，睡眠時的體溫會下降，若受到妨礙就很難睡得安穩，甚至無法熟睡。當然別讓身體著涼，但就寢時也應注意別穿得太多或蓋得太厚。

還有，睡眠是有節奏的。早上一起床，就該立刻拉開窗簾或開窗，要不就到庭院或陽台曬曬太陽。這樣可以調整睡眠的節奏，晚上就寢時間也會自動提早。即使熬夜，第二天早上也應盡量在與平常一樣的時間起床，確實遵守睡眠的節奏。這也是很重要的。

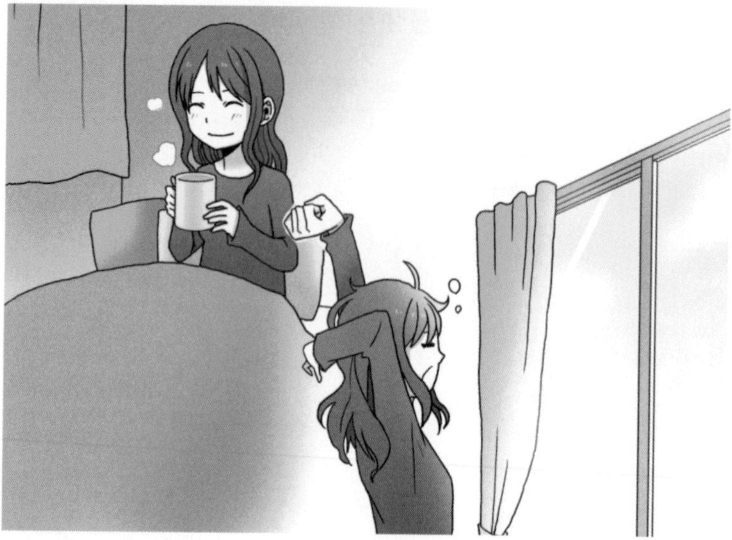

就寢前喝杯熱飲，輕鬆一下。一睡醒就打開窗戶迎接陽光。

利用能幫助睡眠的物質

在此推薦使用有助眠效果的食品或香草。萵苣、洋蔥及紫蘇等都富含有助眠效果的成分。晚餐時試著把這些東西做成沙拉或醋拌小菜吧！

此外，就寢前30分鐘喝杯熱牛奶加蜂蜜、熱巧克力或洋甘菊茶，效果也很不錯喔！

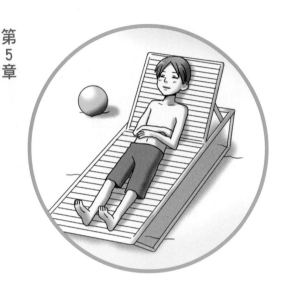

第5章

爲自己的健康評分

如果您目前健康上已出現問題症狀，
很可能就是因為身心的4種代謝狀況進行得不均衡。
現在就來檢查一下您的4種代謝是否進行順利。
只要查出究竟是哪方面的代謝不良，就很容易進行生活方面的調整。

請參考各項解說，著手改善代謝吧

身心雙方面的代謝評量表
只要回答下面的簡單問題，就能知道4種代謝是否正常。
若已開始進行生活上的調整也建議定期檢測，
以確認改善程度如何，健康狀態是否改善。

由4種代謝來評估健康

這項評量是為了了解「Physical・Metabolism・Condition（FMC）」亦即「身心代謝狀況」是否順利進行。您只要回答簡單的問題即可。現在就開始來評估您身心整體的健康狀態吧！

一共分為4類①新陳代謝的相關評量（生成肉體）②生物學精神代謝的相關評量（增長靈性）③能量代謝的相關評量（製造能量）④社會性精神代謝的相關評量（培養心智）。每1類各有10個問題。

請針對問題評量打勾，再把打勾數分別填入4個代謝表。

四種代謝的評量

①新陳代謝的相關評量（生成肉體）

□指甲：指甲強壯，呈健康的粉紅色（無

缺角、變形，感覺不是太脆弱）

□頭髮：髮質好（沒有乾澀、脫落或斷裂的問題）

□皮膚：皮膚狀況良好（很少出現粗糙、長粉刺或乾燥的問題）

□骨骼：骨質密度維持在同年齡平均值以上

□牙齒：牙齒強壯，沒有蛀牙或牙齦方面的問題（還能確實咀嚼）

□肌肉：練就此年齡該有的肌肉並能維持

□脂肪：體脂肪率介於正常範圍。成人男性：10～20%，成人女性：20～30%

□身高・體重：BMI值為標準值

體重（kg）÷身高（m）若介於18・5～25即為標準。若介於25～30就算肥胖。30以上為極度肥胖。若低於18・5為過瘦。22是公認最不易生病的標準體重。

□腰臀圍比：腰圍÷臀圍的值低於0.9

□體水分：無浮腫現象（如：下肢水腫）

②生物學精神代謝的相關評量（增長靈性）

□很少覺得壓力大

□很少焦慮或沮喪

□很少擔心一些芝麻小事

□不覺得孤單

□每天都有1次能夠完全放鬆的時間

□集中力能夠持續

□能夠克制衝動（突然抓狂之類的情緒）

□能夠控制喜怒哀樂等自然情緒

□食欲及運動的欲望不會時好時壞

□沒有睡眠障礙（難入睡、睡不熟、容易驚醒

等情況）

③能量代謝的相關評量（製造能量）

□不會感到全身倦怠

□每天通勤、上學、買菜、上醫院也不覺得辛苦

□上下家裡或車站的樓梯不會喘不過氣來

□持續在做阻力式運動，或一直有做使用到肌肉的動作

□定期（每週3天左右，1天30分鐘～1小時左右）做有氧運動

□運動後不會肌肉酸痛或感覺疲勞

□即使運動，膝蓋、髖關節及腰部也不會酸痛

□能任意活動，並充分享受旅行及運動

□工作上的疲勞不會延續到第二天

□能維持肌肉量，並控制體脂肪率及體重

④社會性精神代謝的相關評量（培養心智）

□能夠集中精神思考

□有可以完全坦誠商量的家人或朋友

□人際關係穩定毫無問題

□對各式各樣的東西都感到興趣

□興趣廣泛，朋友多

□已找到堪稱畢生職志的事情

□工作或學業進行得很順利

□每逢家人生日、紀念日或過年過節，家人都會一起慶祝

□將希望寄託在未來努力工作或過日子

□關心社會動向，積極收看新聞或看報紙

●做完後請將各項打勾數分別填入以下的4的代謝表

	精神（心理）	肉體（身體）	橫向合計
有意識	④社會性精神代謝（培養心智）／10個	③能量代謝（製造能量）／10個	合計II ／20個
無意識	②生物學精神代謝（增長靈性）／10個	①新陳代謝（生成肉體）／10個	合計I ／20個
縱向合計	合計IV ／20個	合計III ／20個	

解說：您的健康狀態如何呢？

接下來為您說明這份表格該如何解讀。

表格中有4格合計欄，都是得分愈接近20狀況愈好。橫向合計代表無意識層面及有意識層面的代謝狀況是否平衡，而縱向合計則代表精神方面及肉體方面代謝的平衡狀態。

此外，第2章也說明過，要確實改善並促進身心代謝，必須了解改善的流程並順著流程逐步改善。

無意識領域中的新陳代謝（生成肉體）與生物學精神代謝（增長靈性）確實改善後，有意識層面的能量代謝（製造能量）及社會性精神代謝（培養心智）的症狀才能逐步改善。這才是正確的順序。

請記住這些要點，並參考各解說，再找出自己應從哪個養生方案著手，然後有效率地確實進行吧！

無意識層面與有意識層面是否平衡的評估

首先來看看無意識層面與有意識層面的代謝是否均衡進行。

生命代謝分為是由新陳代謝與生物學精神代謝所構成，因此無論任何年齡，合計I的分數都應以18分為目標。改善代謝的順序應該從無意識層面往有意識層面進行，因此合計I的得分必須比合計II多。要滿足這幾項條件，首先必須注意充分供給I所需的材料，從改善生活方式著手。

●無意識層面不夠理想的情況

（合計II的得分比合計I多，或者合計I未超過18分）

應有心態

因為這是養生的最基本部分，因此不管得分多少都必須通盤檢討。這跟自己本身的狀況當然也有關係，但最後是取決於II，即與外部環境的配合能力。所以最重要的是如何把重心放在無意識層面與如何實踐。最好是把目標設定在合計I隨時保持滿分的狀態。

此外要注意供應無意識層面每日所需的材料。不能藉口說「今天就休息一天吧」，一定要每天都努力達成。

日光浴的效果

皮膚受到陽光直射容易產生皺紋或斑點，甚至可能形成皮膚癌。大家一定都認為曬陽光不好吧？不過陽光其實對人也有好處喔！

比方說，視網膜若受到陽光刺激，腦內就會分泌血清素（腦內傳導物質），使人心情變好，注意力提升，還有減輕壓力的效果。不僅如此，血清素還能轉變為有助眠效果的褪黑激素，讓我們更容易入睡。

此外，根據研究，紫外線中的UV－B有製造維他命D的功能，不但能使骨骼強壯，對預防癌症也有很大的幫助。

●再確認一次5種養生方案

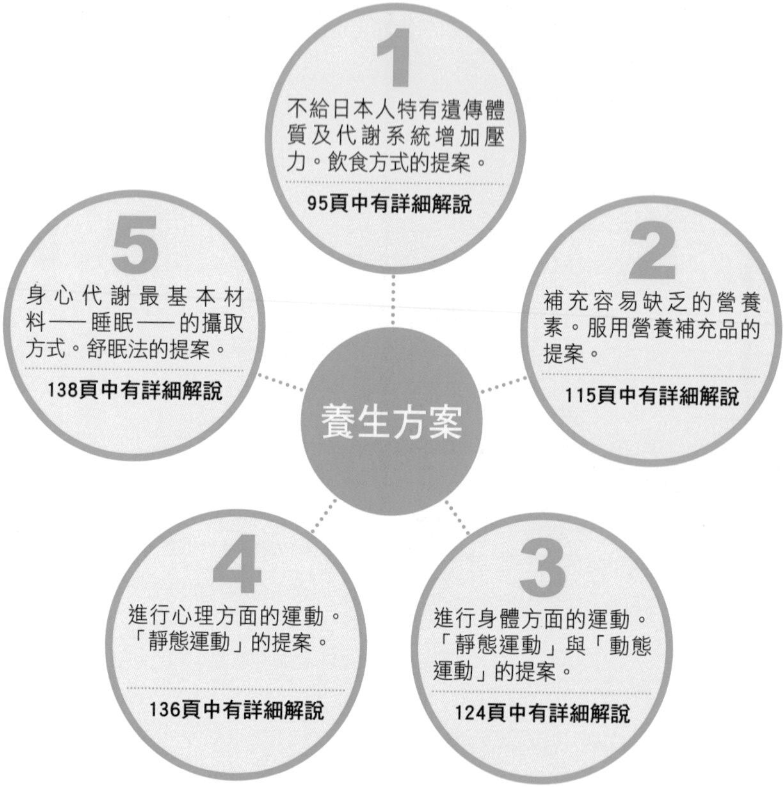
養生方案
1
不給日本人特有遺傳體質及代謝系統增加壓力。飲食方式的提案。
95頁中有詳細解說
2
補充容易缺乏的營養素。服用營養補充品的提案。
115頁中有詳細解說
3
進行身體方面的運動。「靜態運動」與「動態運動」的提案。
124頁中有詳細解說
4
進行心理方面的運動。「靜態運動」的提案。
136頁中有詳細解說
5
身心代謝最基本材料──睡眠──的攝取方式。舒眠法的提案。
138頁中有詳細解說

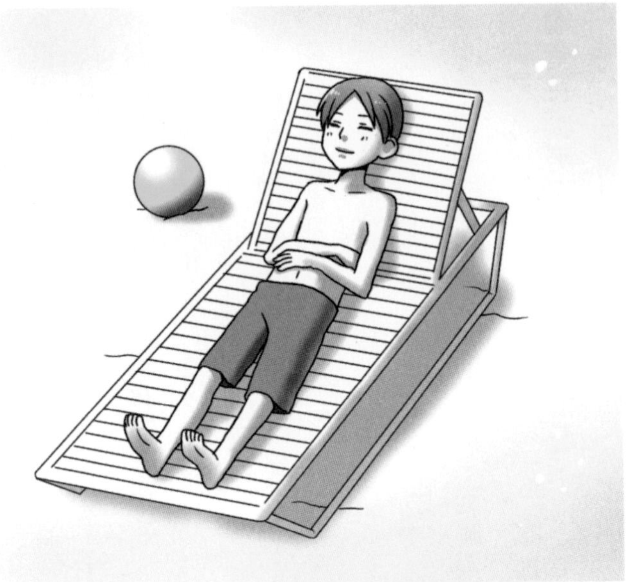

有美容大敵之稱的紫外線　其實對養生有不錯的效果，
所以還是要適度做日光浴。

付諸行動

Ｈ・Ｐ１～５每個都不可或缺，而順序應以１、２、５為優先。這３個沒問題了，再開始進行３和４。

建議的生活習慣

接下來為您介紹能夠促進Ⅰ→Ⅱ進行的方法，也是能同時促進和雙方面狀況的方法。

＊日光浴（每天30分鐘左右）或禪坐、冥想
＊與家人或朋友吃飯、聚會或玩樂
＊養寵物或家畜、種菜或花草
＊音樂……欣賞沒有歌詞的古典音樂或心靈療癒系音樂（最好是能感動自己或對自己有療癒效果的音樂）
＊日本的「道文化」……柔道、劍道、

弓道、空手道、相撲道、合氣道、武士道等運動方面的活動

＊日本的「道文化」……茶道、書道、花道等文化方面的活動。尤其書道對右腦及左腦的前額葉都有刺激功效，可促進生物學精神代謝及社會性精神代謝雙方面的進行（因為只動到指尖，只刺激左腦前額葉的部分、運動皮質區、前運動皮質區或輔助運動皮質區）

＊舞蹈……日本舞、盆舞等

＊東方文化……瑜珈、太極拳、氣功

＊健康器材……按摩器、騎馬機、泡腳機

●有意識層面不夠理想的情況
（合計II的得分未超過12分）

應有觀念

必要條件是合計I已達到理想狀態（18分以上）。接下來即可進行強化合計II的部分，充分發揮身體及精神的能力，追求自己的生存價值。

在這層面，身體與心理必須分別進行訓練，因為是以週為單位進行的，所以最好擬定整週的功課表。

付諸行動

改善能量代謝方面就進行H・P1、2、3，而改善社會性精神代謝方面則進行H・P1、2、4，這是非常重要的原則。尤其別忘了把H・P3和H・P4的非日常（隨機選擇）活動加入功課表。

建議的生活習慣

＊健走、騎腳踏車（建議車種：公路車、越野車及登山車）、游泳等，自己就能做的有

氧運動。

＊音樂……有歌詞的歌曲，建議以伴唱機邊聽邊唱。

＊腦力訓練……市面上有些訓練必須搭配遊戲機才能進行，但也有許多是書籍形式，請依自己的喜好選擇。盡量選擇能夠升級的遊戲，如此一來比較有成就感，進行的動力也能大幅提升。

身體方面與精神方面是否平衡的評估

接著來檢視無意識層面與有意識層面的代謝是否均衡進行。

先看身體方面的合計Ⅲ與精神方面的合計Ⅳ是否平衡。要是某一方面極度不穩定，或Ⅲ和Ⅳ之間分數相差5分以上，就必須注意補充過少那方的材料。接下來還

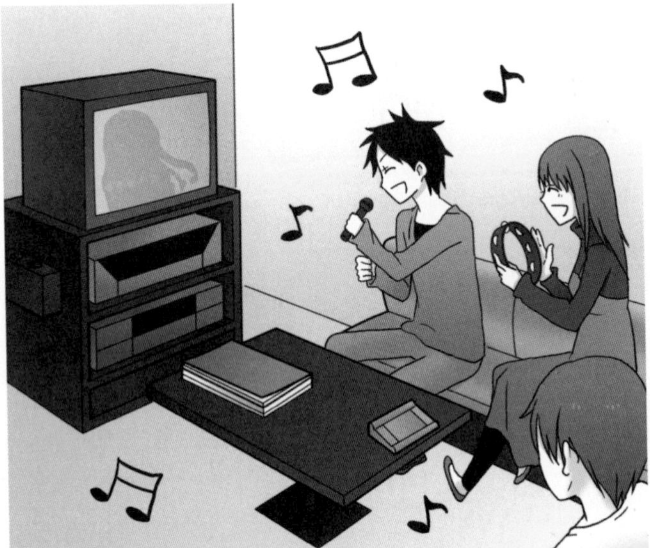

與朋友去唱卡拉ＯＫ有助於促進社會性精神代謝。

要注意身體方面及心理方面在無意識層面的合計，必須超過有意識層面的得分。

這部分的評估必須把年齡列入考量。圓熟期（停經後）的精神代謝較旺盛，在IV的單獨積分必須高過16分；而身體代謝較旺盛的年輕人則是必須在III的單獨積分超過16分。

身體方面的發展巔峰是在青年期及壯年期，而精神方面的巔峰則是介於壯年期及圓熟期之間。

身體方面與精神方面的平衡在青年期，身體比精神得分高較為理想。而壯年期是以身體與精神雙方面得分均等最理想。至於圓熟期則是精神方面得分高於身體方面較理想。

●依年齡評估的身體與精神狀況

年齡	青年期（～20多歲）	壯年期（～50多歲）	圓熟期（50多歲～）
身體	成長期	成熟期	衰退期
III目標成績	**16**分以上	**15**分以上	**14**分以上
精神	初生期	成長期	成熟期
IV目標成績	**14**分以上	**15**分以上	**16**分以上

●身體方面得分較高的狀況

（合計Ⅳ比合計Ⅲ少4分以上）

應有觀念

若身體方面看來似乎有改善，但精神方面卻不甚順利，當急之務就是促進生物學精神代謝。這時一定要特別注意與新陳代謝之間有所衝突或相反的材料。等這部分安定之後，再積極促進社會性精神代謝。

付諸行動（尤其針對改善憂鬱傾向）

先說胺基酸的部分。應促進人體胺基酸ＢＣＡＡ的消耗或減少攝取，並積極攝取色胺酸、苯本胺酸及酪胺酸。

再來是脂肪。應適當攝取花生四烯酸及膽固醇，此外以１：４的比例適當攝取Omega-3系的不飽和脂肪酸及Omega-6系的不飽和脂肪酸。血清素對改善憂鬱症十分有效。而花生四烯酸可促進血清素神經的活動，是一種效果相當不錯的心理營養補充品。

建議的生活習慣

＊運動……可增加具有安神作用的血清素，還能活化海馬迴的細胞，此外還能加強前額葉的機能。利用銷耗ＢＣＡＡ來幫助色胺酸通過ＢＢＢ。

＊呼吸法……可使呼吸變緩。而二氧化碳若在體內滯留，血清素神經會受到刺激而製造更多血清素。以緩速呼吸為基礎的禪坐活動等，可提高血清素的活性，有相當不錯的安神效果。

＊日光浴……1天30分鐘左右。可促進血清素的合成作用。而血清素在晚上

會轉變為褪黑激素，可有效促進睡眠。

＊飲食……多吃豬肉、牛肉的瘦肉部分及大豆等以補充色胺酸。

●精神方面得分較高的狀況（合計Ⅲ比合計Ⅳ少4分以上）

應有觀念

精神代謝的基礎是建立在身體方面的代謝之上的，所以必須從改善新陳代謝與及能量代謝開始著手。特別是當一切代謝之本的新陳代謝不順時，其他代謝也會隨之停滯不順。

付諸行動

請依基本H・P1～5的順序逐一實踐。

建議的生活習慣

＊飲食……1天3餐確實攝取是最重要的。若外食機會較多，寧可多選日式料理而捨棄西餐。同時避免單點，應盡量選用附有湯及沙拉的定食。選購便當時也應多加一份蔬菜或沙拉，隨時攝取均衡的營養。

＊運動……為了養成運動的習慣，一旦決定做哪種運動就應公開告訴周圍的人。若大家一直關心做了沒，自己也會覺得非做不可，這樣比較容易持續。

＊睡眠……盡量早睡早起，這是非常重要的。晚上若真的睡不著，下午（盡量早）就睡個15分鐘的午覺，這樣就能撐到晚上，也會睡得比較好。

改善4種代謝的重點

只要發現自己的代謝變差，就檢視5個養生方案，同時參考以下的個別改善重點，從做得到的開始著手。

①新陳代謝（生成肉體）不理想的改善重點

・確實將H・P1～5付諸實行。

・因為是必須每天進行的必要代謝活動，所以最重要的是養成規律的生活。

・除基本的H・P之外，建議您也進行禪坐、瑜珈、太極拳或氣功等活動。

・青年期的人可以增加每天必做之阻力式運動的重量（啞鈴重量最多可增至3kg）。利用健身房訓練肌肉的器材也不錯。

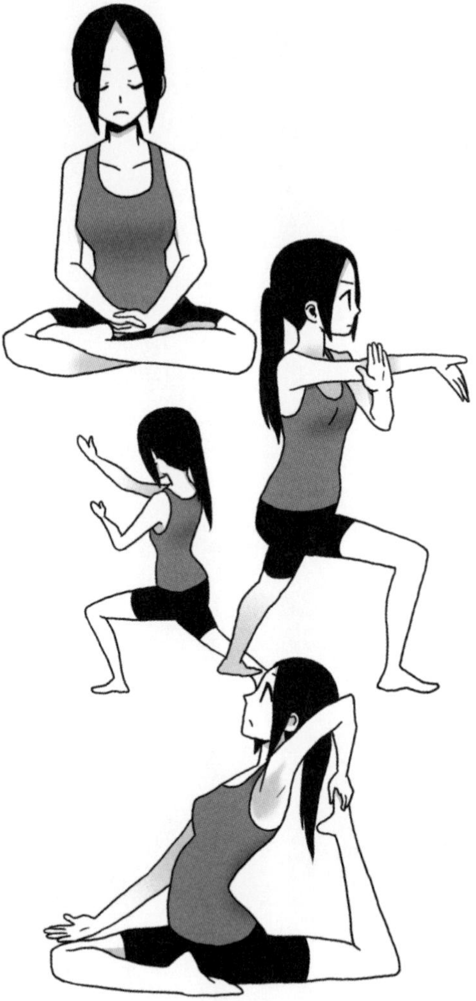

・上了年紀的人千萬別太勉強。主要以自己在家能做的運動為主，避免使用健身器材。應衡量自己的能力，適量增加肌肉的負重。

②生物學精神代謝（增長靈性）不理想的改善重點

・確實將H・P1～5付諸實行。

・和新陳代謝一樣，是必須每天進行的必要代謝活動，所以最重要的是養成規律的生活。

・除基本的H・P之外，建議您積極從事冥想、禪坐、瑜珈、太極拳及氣功等活動。或找時間享受按摩及岩盤浴等，讓整個人放鬆。聽聽古典音樂或療癒系的音樂，效果也不錯。

・無論什麼年齡，心靈都持續在成長，所以必須攝取均衡而充分的材料。尤其必須注意飲食的質與量。

③能量代謝（製造能量）不理想的改善重點

・以H・P1、2、3為主。其中又以實踐非日常的可選活動為最主要重點（不過前提是每天的基本功課都確實完成）。

・H・P3是以週為實行單位，所以必須視天氣或氣溫而隨機應變，但仍應盡量定期實踐。

・做有氧運動時，建議邊聽音樂，同時應在開心且放鬆的狀態下進行。最好與體力條件跟自己差不多又合得來的朋友一起做，這樣不但能互相鼓勵，也較能持之以恆。

・健走時一定要特別小心，千萬別發生交通事故。紅燈時就原地踏步等候，絕

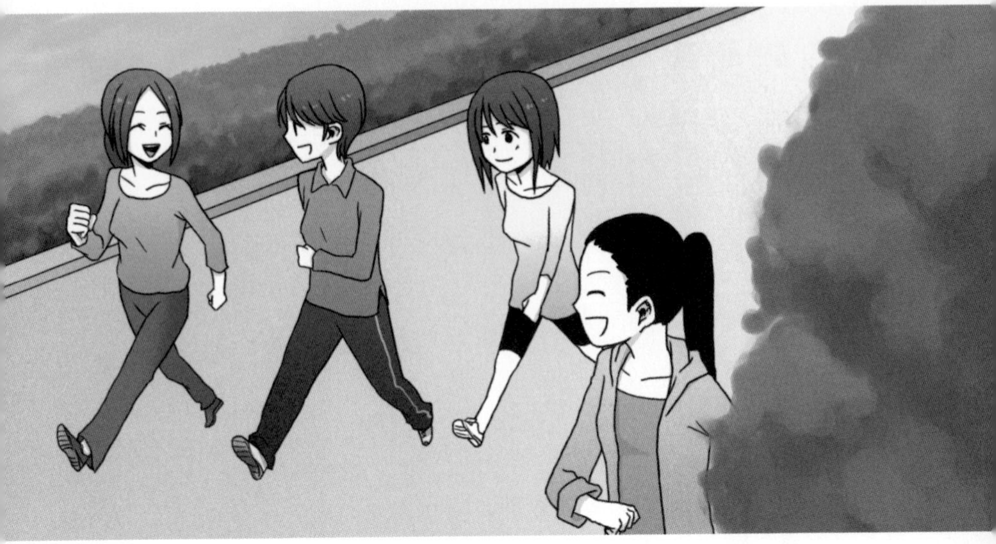

不可忽視號誌。

・健走的速度應視自己的節奏調整，千萬別勉強。

・壯年期工作量多的人萬一工作太忙，就別勉強自己運動，應以睡眠為第一優先。一定要確實吃好、睡飽後，再考慮運動。

④社會性精神代謝（培養心智）不理想的改善重點

・以H・P1、2、4為主，其中又以實踐非日常的隨機活動為最主要重點。

・若失眠或憂鬱狀態持續未改善或發生飲食障礙、睡眠障礙、運動障礙，或日常生活發生障礙的話，千萬別試圖自行解決，應尋求心理諮商或精神科的幫助。最重要的是與家人商量，請他們陪同就診。

- 交感神經若受到刺激，即可促使身體供給更多糖分給大腦。日光浴也是其中一項。
- 每天看看報紙或電視新聞，收看運動比賽也不錯。
- 要維持社會性精神代謝，培養興趣或嗜好也很重要。建議從事能讓頭腦及身體同時運動的家庭菜園或園藝等活動。
- 腦筋疲倦時，可以喝點加糖的咖啡或紅茶，吃顆糖或含糖的口香糖。
- 隨著年齡增長，輸往腦部的糖分也可能發生停滯的現象。因此，上了年紀除了每天3次的正餐之外，還要特別注意以點心補充糖分。最重要的是一定要定時定量。

第6章

依問題症狀聰明活用營養補充品

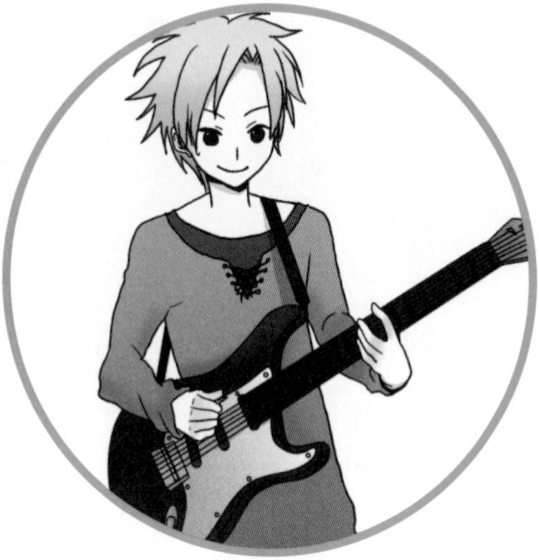

若代謝不順暢，我們的身體就會出現各式各樣的毛病。
接下來就為您介紹如何攝取營養補充品或推薦食材，就能有效預防或改善各種症狀。
請在攝取基本營養補充品後，再追加推薦的營養補充品。

問題症狀

血壓較高，希望預防並改善高血壓

有什麼症狀？

血液的功能是將維持生命所需的氧及營養輸送至身體各部分，同時帶走廢物及二氧化碳。主管血液循環的是心臟，而心臟壓縮出來的血液施在血管內側上的壓力就稱為「血壓」。

心臟每天約反覆收縮擴張10萬次。心臟壓縮輸出血液時的血壓就稱為「收縮壓」，又稱為最高血壓。反之，當心臟恢復原狀，亦即擴張時的血壓，就稱為「舒張壓」，又稱為最低血壓。

若血壓高於正常值就稱為高血壓。因血管壁所承受的壓力較正常人高，血管壁容易受損，也可能成為各種疾病的導火線。

若平靜時坐著測量出來的收縮壓在140㎜Hg以上，或舒張壓在90㎜Hg以上，臨床上的診斷就是罹患高血壓。

是什麼原因？

高血壓可分為無特定原因的「原發性高血壓」及容易導致其他疾病的「續發性高血壓」。根據統計，日本有九成的高血壓患者都是屬於「原發性高血壓」。「原發性高血壓」雖無特定原因，但根據研究，應該還是基於遺傳原因或受到日常生活中各種問題的影響。尤其是「攝取過多鹽份」、「肥胖」、「運動不足」、「壓力」、「喝酒」、「抽菸」等，都是使血壓升高的主要因素。

此外，若因壓力而不時精神緊張而導致自律神經失衡，也可能引起高血壓。

高血壓幾乎沒有什麼自覺症狀，但若置之不理可能會導致蜘蛛膜下腔出血或視網膜出血等病狀，更嚴重的還會造成動脈硬化或合併發生腦中風、腦梗塞、心臟衰竭或心肌梗塞等可能致命的重大疾病，絕不可掉以輕心。

要怎麼改善？

首先一定要改正生活習慣，尤其是飲食習慣。同時必須積極實踐運動療法。

控制飲食的鹽分，讓自己習慣口味清淡的飲食，並注意攝取均衡的營養。酒精性飲料也要控制。此外，養成每天適度運動的習慣，以預防肥胖（或減肥），這也是很重要的。

口味清淡卻不失美味的秘訣

讓食材本身的味道充份發揮出來

每樣食材都各有其獨特的味道，調味過重反而會受損。所以應讓食材的原有風味充分發揮出來。

高湯的妙用

昆布、柴魚片或香菇等都是天然的高湯原料，若能善用這些原料來調味，就能減少鹽及醬油等鹽分過多的調味料，同時又能不失美味。

利用有香味的蔬菜來提味

加些鴨兒芹、紫蘇、薑等有香味的蔬菜，即使口味清淡也能讓人感到豐盛。

活用「酸」味

檸檬、金桔等的酸味或醋都有提味的效果。建議烤魚的時候不要加醬油，改擠些檸檬汁或金桔汁在上面。

偶爾試試香辛料

菜餚中加些咖哩粉、薑、辣椒等香辛料，即使是少鹽的菜餚也能變得美味。

盡量使用稀釋過的醬油

要澆在涼拌菜或燒烤類菜餚上面的醬油，最好先以高湯稀釋成2倍再使用。

改用豬排醬或蕃茄醬

非用不可的時候，請改用豬排醬或蕃茄醬，因為它們的鹽分只有醬油的一半（但要特別注意熱量的控制）。

菜餚的調味應該有輕有重

如果一整桌菜都強調口味清淡，吃起來一定不過癮。最好其中一道以正常鹽分調味。

推薦的營養補充品

銀杏葉萃取物、輔酶Q10、軟骨素、芸香素（維他命P）、生物類黃酮素等。

攝取營養補充品時的注意事項

應多攝取具有擴張血管功能的維他命E及有降血壓效果的維他命C。

銀杏葉萃取物也有擴張血管的功效，而芸香素可以強化血管，還能促進血液旋環，都可以試著服用。

推薦的蔬菜

馬鈴薯、水芹、茄子、白菜、蕃茄、埃及野麻嬰（國王菜）、波菜、胡蘿蔔、高麗菜、蕃薯、芋艿、竹筍、洋蔥、蘆筍、青椒、香菇、發芽糙米。

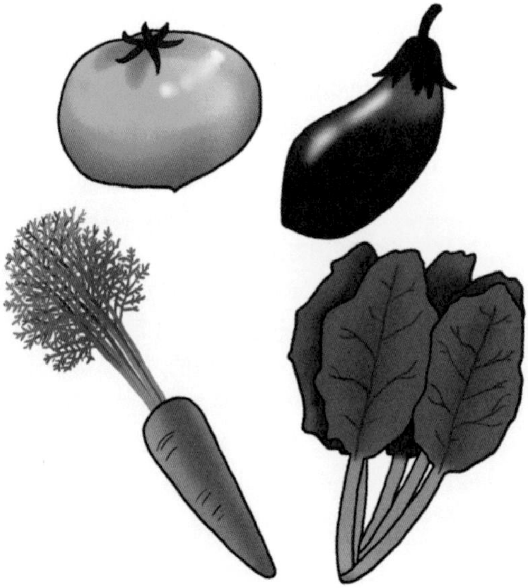

●多攝取有擴張血管作用的維他命E 及可降血壓的維他命C

10種基本營養補充品的攝取量調節 （◎：重要　＋：多攝取　！：要注意）		
基礎營養補充品 （早餐）	綜合維他命 1顆	◎
	綜合礦物質 1顆	
	蛋白質 10g	
要追加的營養補充品 （早餐及晚餐）	維他命B群 2顆	
	β胡蘿蔔素 1顆	
	維他命C 1顆	＋
	維他命E 1顆	＋
進一步追加的營養補充品 （早餐及晚餐）	纖維素 3～6顆	
	卵磷脂 2顆	◎
	EPA／DHA 1顆	◎

本文表格的解讀方法

「◎」是表示對該症狀特別有效的營養補充品。「＋」表示可多吃的營養補充品「！」。表示要小心的營養補充品。請參考「攝取營養補充品時的注意事項」自行斟酌份量。

服用這些營養補充品的前提是確實服用「10種基本營養補充品」，然後再增量或加入推薦的營養補充品。除建議多攝取的營養補充品之外，請遵照各自的適當攝取量。服用後若感覺不合自己體質或無效，請停止服用。

問題症狀

血糖值過高，希望預防糖尿病

有什麼症狀？

所謂血糖值，顧名思義就是血管中糖分的數值。若血液中的葡萄糖過多，臨床診斷上就是「血糖值過高」。

葡萄糖是米、飯、麵包、麵食類食物等碳水化合物（醣類）在人體內分解後形成的物質，是人體活動所需能量的重要來源。不過在血液中還無法當成能量使用，必須經由血液輸送到肝臟貯存起來。或送至大腦及肌肉，經細胞吸收後才能製造能量，或由脂肪細胞吸收後以脂肪形式貯存起來。

此外，糖分要轉變為肝醣或被大腦肌肉的細胞及脂肪細胞吸收時，必須要有胰島素的催化。

但若體內無法分泌充分的胰島素，或即使胰島素十分充足仍無法順利被細胞吸收，那麼這些糖分就會殘留在血液當中。這就是所謂的高血糖狀態。而若血糖值一直維持在一定的高度以上，就是罹患糖尿病了。

患者多半沒什麼自覺症狀，但因葡萄糖未轉化為能量消耗掉，所以通常會出現容易疲倦、口渴、尿量大增等症狀。此外尿液可能聞起來有甜味或腿容易抽筋。如果發現這些問題症狀，一定要請醫生仔細診斷。

是什麼原因？

若長期飲食習慣不定、運動不足、肥胖或壓力過大，都會影響胰臟機能，而無法適當分泌胰島素。如此一來，血糖值就會上升而引起糖尿病。此外糖尿病也受個人體質影響。

主要的糖尿病有兩種

(1)胰臟中負責製造胰島素的β細胞遭破壞，導致體內胰島素不足而引發的「第一型糖尿病（胰島素依賴型糖尿病）」

(2)因體質及生活習慣而引發的「第二型糖尿病」

日本的糖尿病患者95%以上都是屬於「第二型糖尿病」。

日本人的胰臟在先天上就比西方人弱，因此更容易罹患糖尿病。而近年來日本的糖尿病患人數也的確急遽攀升。主要原因是攝取脂肪及糖分過多的食物，或飲酒過量及運動不足導致的肥胖症而引起的。

因飲食習慣西化，不知不覺攝取過多的肉類及乳製品，甜食的攝取量也大為增加。然而要分解這些糖分或脂肪必須分泌許多胰島素，所以脾臟逐漸疲勞而終於無法分泌足夠的胰島素，最後就會導致糖尿病。

此外，第二型糖尿病與遺傳有關。若父母親都有糖尿病，則遺傳率為75%。若其中一方有糖尿病，則遺傳率是25%（當然即使父母親都沒有糖尿病，也可能發病）。

要怎麼改善？

萬一罹患糖尿病就無法根治，必須終身與它為伴。而如此狀態可能會引起一些併發症、導致神經方面的障礙，或影響腎臟機能，甚至還有失明的危險。所以糖尿病的首要對應之策是預防。

要改善血糖值及預防糖尿病，必須由飲食療法及運動療法雙管齊下。飲食應改為以蔬菜及魚貝類為主的日式飲食，並節制甜食的量。此外，一時吃太多的話，會使血糖值急速上升，胰臟的負擔會大增，所以應避免暴飲暴食。

運動方面應該先由肌肉訓練運動著手，以增加身體的肌肉量。肌肉增加的話，就能吸收更多血管中的葡萄糖。接著再加上一些有氧運動，效果會更顯著。

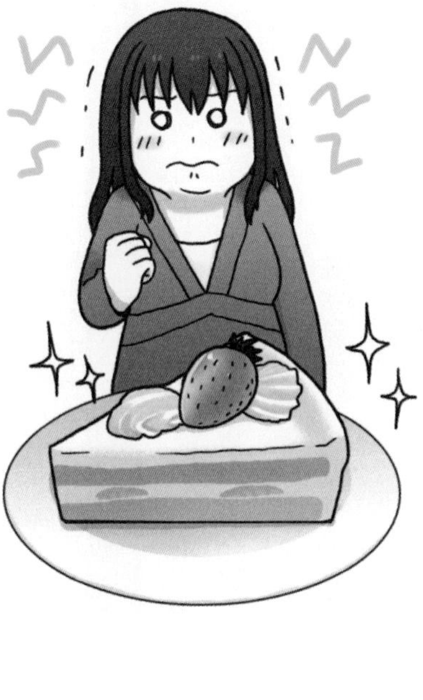

推薦的營養補充品

武靴葉、硫辛酸、桑葉萃取物。

攝取營養補充品時的注意事項

- 充份攝取維他命及礦物質，並加強能量的消耗。
- 水溶性食物纖維有防止飯後血糖急速竄升的功效，所以應該多攝取。
- 「＋」以外的營養補充品應嚴格遵守建議的攝取量。若出現副作用或一連好幾個月都感覺不到效果就應停止服用。

生活上的建議

應注意不要過胖，並定期測量體重及體脂肪率。吃東西的時候，要特別注意別吃太多甜食或過油的東西，熱量的控制也不可掉以輕心。

推薦的蔬菜

山藥、不辣小甜椒（獅子椒）、灰樹花（舞茸）、牛蒡、香菇、秋葵、洋蔥、青花菜、苦瓜、白腎豆等。富含鉻、食物纖維、黏液素、活性硫化物、胜肽等成分的食物也建議多攝取。

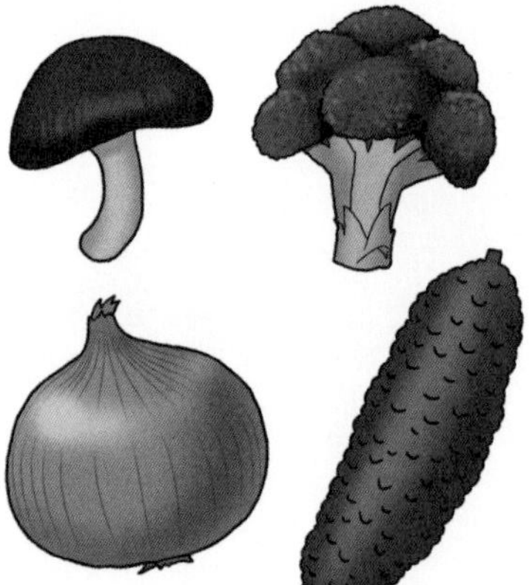

●攝取水溶性食物纖維，以防止血糖急遽上升

10種基本營養補充品的攝取量調節 （◎：重要　＋：多攝取　！：要注意）		
基礎營養補充品（早餐）	綜合維他命 1顆	◎
	綜合礦物質 1顆	◎
	蛋白質 10g	
要追加的營養補充品（早餐及晚餐）	維他命B群 2顆	＋
	β胡蘿蔔素 1顆	
	維他命C 1顆	＋
	維他命E 1顆	
進一步追加的營養補充品（早餐及晚餐）	纖維素 3～6顆	＋
	卵磷脂 2顆	
	EPA／DHA 1顆	◎

問題症狀

膽固醇及中性脂肪過多（希望預防高血脂症）

有什麼症狀？

血液中含有膽固醇、中性脂肪（三酸甘油脂）、磷脂及游離脂肪酸等四種脂肪。其中的膽固醇和中性脂肪若過量，就會引起健康上的問題。而血液中的含量若高到一定程度，在臨床診斷上就是罹患高血脂症。

高血脂症有3種

(1)只有膽固醇過多型（高膽固醇血症）

(2)只有中性脂肪過多型（高中性脂肪血症）

(3)兩樣都過多型（高膽固醇、高中性脂肪血症）

當然，並不至於指數一增加就會出現明顯症狀，但若置之不理，脂肪就會囤積在血管內側，造成動脈硬化，甚至可能引起心肌梗塞或腦梗塞。

中性脂肪本身並不是導致動脈硬化的直接原因，但若中性脂肪過多，HDL膽固醇（好膽固醇）會相對減少，而LDL膽固醇（壞膽固醇）就會增加，而間接引起動脈硬化。

關於膽固醇已在第2章56頁中介紹

過。根據研究，若心臟沒什麼特別問題，也沒有動脈硬化現象的人，將膽固醇指數維持在220～240mg／dl，可以活得最長壽。要注意絕不是愈低就愈好喔！

是什麼原因？

高血脂症可能是因為遺傳關係或疾病而引起的。但中老年人常見的高血脂症多半都是遺傳因素，加上飲食不均衡所引起的。吃太多肉類、脂肪或甜食就會攝取過多熱量，若加上運動不足就很容易造成肥胖，這麼一來就會使肝臟中的膽固醇及中性脂肪增加。這就是為什麼胖的人多患有高血脂症，而引起高血脂症的最大原因就是容易讓人發胖的生活習慣。

要怎麼改善？

要抑制膽固醇及中性脂肪的增加，必須從飲食療法及運動療法雙管齊下。

在飲食方面，要少吃含有過多膽固醇的食物。例如：蛋黃、肥肉、魚卵、花枝、蝦、海膽等。奶油及美乃滋等盡量不要加，並養成每餐攝取蔬菜及大豆製品（納豆、豆腐等）的習慣。

纖維多的食物有助於迅速將膽固醇排出體外，因此也應積極攝取富含纖維素的蒟蒻、蕃薯、菇類及海藻等。

至於運動方面，先從肌肉訓練著手以增加肌肉量。努力養成代謝能力高而容易消耗熱量的身體條件，接著再進一步加入有氧運動。一定要時時提醒自己預防及改善肥胖，這是非常重要的。

要怎麼改善？

肉類的肥肉部分含有大量的飽和脂肪酸，吃多會造成血中膽固醇指數及中性脂肪指數上升。但肉類也含有必要的營養素，所以也不能完全不吃。為了避免攝取過多的脂肪，吃牛肉及豬肉時，應該只吃瘦肉部分。雞肉的話，就吃不帶皮或沒有油脂的部份。

肉類加工品，如：火腿、熱狗或培根等，不但脂肪多，鹽分也高，攝取時應多留意。

肝臟或腸子等內臟脂肪雖不多，但膽固醇含量卻相當驚人，所以若膽固醇指數已過高就該盡量少吃。

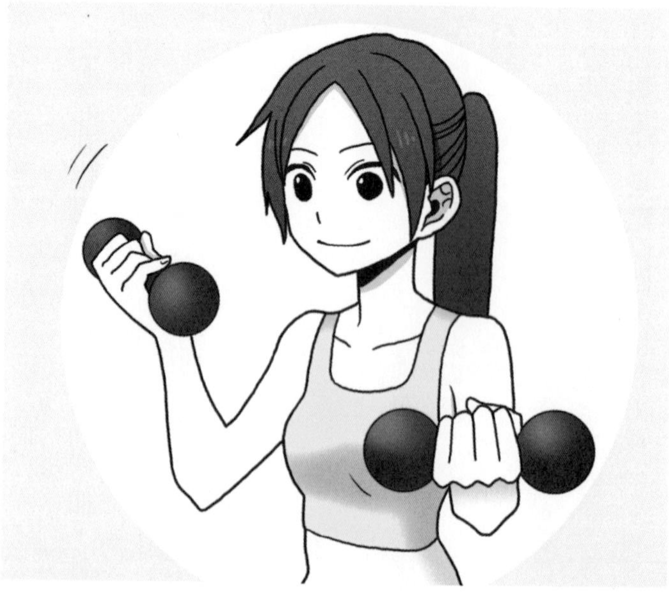

建議的營養補充品

植物固醇、輔酶Q10。

攝取營養補充品時的注意事項

請多攝取消耗能量時能轉變為輔酶的維他命B群、C及E，以促進代謝作用。

- 建議多攝食能有效抑制人體吸收膽固醇的水溶性食物纖維。
- 「＋」以外的營養補充品應嚴格遵守建議的攝取量。若出現副作用或一連好幾個月都感覺不到效果就應停止服用。

生活上的建議

吸菸會促進中性脂肪的合成，導致中性脂肪及LDL膽固醇（壞的膽固醇）增加而HDL膽固醇（好的膽固醇）相對減少。除此之外，吸菸還有許多其他不良影響，所以強烈建議大家不要吸菸。

建議的蔬菜

香菇、大蒜、洋蔥、西洋菜、山葵、蘆筍、青椒、蘿蔔、茄子、牛蒡、秋葵、青花菜、埃及野麻嬰（國王菜）、胡蘿蔔等。

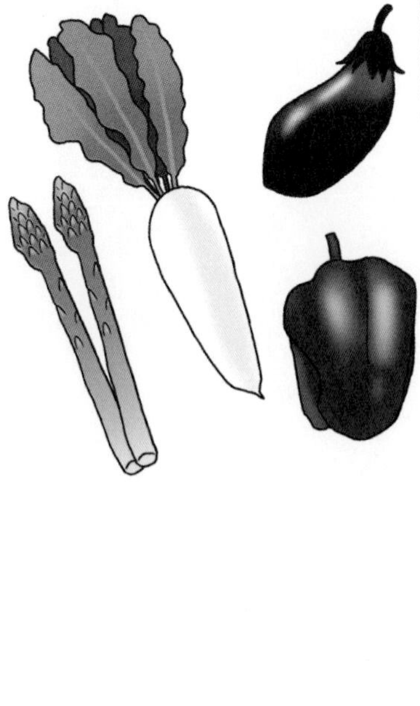

●追加能有效抑制人體吸收膽固醇的水溶性食物纖維

10種基本營養補充品的攝取量調節 （◎：重要　＋：多攝取　！：要注意）		
基礎營養補充品 （早餐）	綜合維他命 1顆	◎
	綜合礦物質 1顆	◎
	蛋白質 10g	
要追加的營養補充品 （早餐及晚餐）	維他命B群 2顆	＋
	β胡蘿蔔素 1顆	
	維他命C 1顆	＋
	維他命E 1顆	＋
進一步追加的營養補充品 （早餐及晚餐）	纖維素 3～6顆	＋
	卵磷脂 2顆	◎
	EPA／DHA 1顆	◎

問題症狀

希望預防肥胖或減肥

有什麼症狀？

一般人評定胖不胖是就外觀而言，且多受個人觀念左右。但醫學上的定義是，當脂肪量多達一定程度時就稱為「肥胖」。這是根據體內脂肪量相對於標準體重的比值來診斷的。

體脂肪有貯藏能量維持體溫保護內臟及骨骼免受外力衝擊的功能，所以並不是愈少愈好。適量的體脂肪是生存的必須條件。

要知道正確的體脂肪率，必須到專門機構才量得出來。但近來也有愈來愈多能測體脂肪率家庭用的體重計，可以知道大概的標準數值也不錯。

最近有愈來愈多人體重雖屬標準，但體脂肪率卻過高，即所謂的「隱性肥胖」。不運動，只是極端控制飲食以達成急速減重的目的，事後復胖，接著又一再重複不當減重法，就會導致肌肉量及骨質減少而體脂肪反增的不正常狀態。

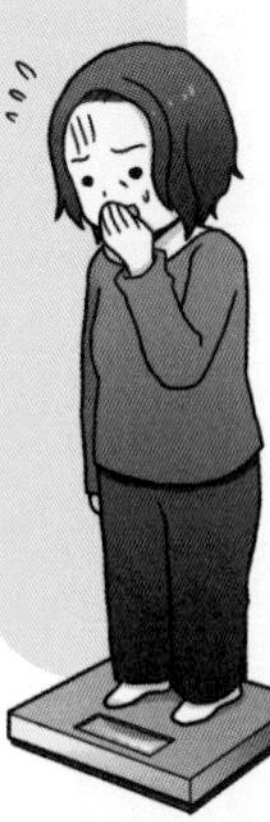

是什麼原因？

內分泌失調也會導致肥胖，但一般常

見的肥胖案例多半是飲食過量而運動不足等不良生活習慣引起的。

維持生命狀態及運動可以消耗每天飲食所攝取的能量。但若消耗的能量比吃進來的能量多，多餘的能量就會轉化成脂肪貯存在體內。

此外，父母親若肥胖，小孩多半也會過胖。這是因為一起生活，食量及對食物的喜好等飲食習慣都差不多。此外，不愛運動之類的生活習慣一定也很類似。所以全家都過胖的情況可說是理所當然的。

不過最近已找到左右基礎代謝的基因，所以遺傳體質顯然也是個很大的因素。

要怎麼改善？

要減肥或預防肥胖，一定要改正飲食習慣並運動。

飲食方面不能只注重減量，更重要的是均衡攝取各類營養素。營養若失衡，代謝狀況就會惡化，熱量當然就更難消耗掉了。

至於運動方面，應先從肌肉訓練著手以增加肌肉量，努力養成代謝能力高而容易消耗熱量的身體，接著再進一步加入有氧運動，就能有效燃燒脂肪了。

此外，少搭電梯，改走樓梯。搭捷運或公車時，刻意提早一站下車。有事要到附近時，也不要開車或騎腳踏車，盡量步行。從現在開始處處用心增加運動量吧！日常生活也是一樣，打掃時比平常更用心，即使只是要拿身邊的東西也刻意站

●體脂肪率的標準

標準體脂肪率	男性**15～20**%，女性**20～25**%
肥胖的標準	男性**25**%以上，女性**30**%以上

什麼是標準體重？

標準體重可以利用以身高及體重計算出來的BMI（Body Mass Index）來計算，通常也被用來作為肥胖度的評定標準。

在統計上是以最不易生病的BMI22為標準，而評定BMI25以上為肥胖。但光是這樣並不會造成疾病，只不過25以上的人比較容易罹患與肥胖有極大關係的疾病（如高血壓、高血脂症及糖尿病等）。

BMI標準體重的計算方式

BMI可由以下的算式計算出來。22為標準，25以上為肥胖。而肥胖又分4級。

BMI：體重（kg）÷身高（m）÷身高（m）

例：身高1m58cm，體重64kg
64（kg）÷1.58（m）÷1.58（m）＝25.64
因為數值在25以上，所以評定為第一級肥胖。

此外還可利用下列算式算出自己身高的標準體重。

標準體重：身高（m）×身高（m）×22

例：身高1m58cm，體重64kg
1.58（m）×1.58（m）＝54.92（kg）

BMI指數

體重過輕（過瘦）	正常體重	第一級肥胖	第二級肥胖	第三級肥胖	第四級肥胖
18.5以下	18.5～25	25～30	30～35	35～40	40以上

起來拿。重點就是養成勤快運動身體的習慣。

有什麼是可以減肥的營養補充品？

有減肥聖品之稱的硫辛酸、左旋肉鹼及輔酶Q10等。它們各有不同的出色功效，但若同時服用更能促進檸檬酸循環。而檸檬酸循環是製造能量不可或缺的一環，所以能有效促進能量代謝。也應確實攝取其他有助於減肥的營養素並適度運動，這是非常重要的。

推薦的營養補充品

硫辛酸、左旋肉鹼、輔酶Q10、CLA（共軛亞麻仁油酸）、武靴葉、藤黃果、甲殼素。

●檸檬酸循環

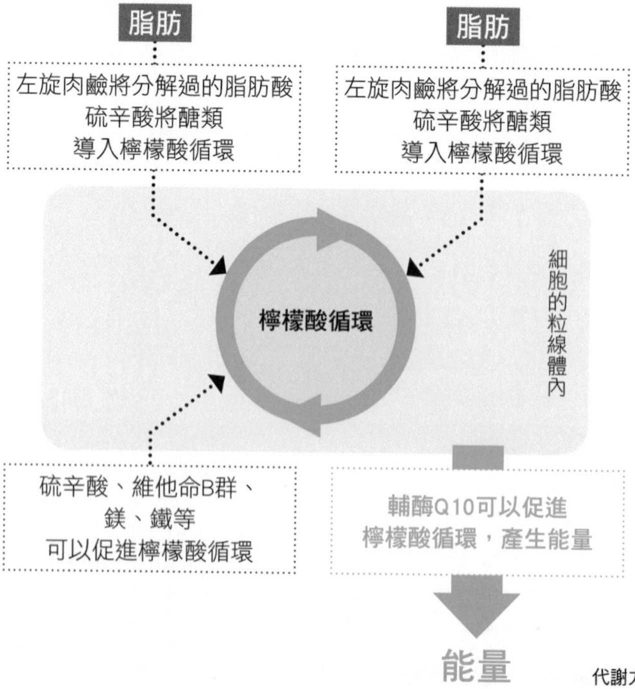

攝取營養補充品時的注意事項

・有飲食過量傾向的人，飯前若服用纖維素會比較容易有飽足感。

・千萬別過度限制油分的攝取。若減少油分的攝取，會影響脂溶性維他命胡蘿蔔素和維他命E的吸收。這點請特別留意。

・「＋」以外的營養補充品應嚴格遵守建議的攝取量。若出現副作用或一連好幾個月都感覺不到效果就應停止服用。

生活上的建議

3餐應以日式飲食為主。注意熱量的控制。點心應拉開至餐後3小時以上。日式點心的熱量較西式甜點少，尤其是仙貝之類的點心，可以刻意細嚼慢嚥以增加飽足感。

推薦的蔬菜

豆芽、蕃薯、香菇、牛蒡等富含食物纖維素的食物，及大豆製品或辣椒等。

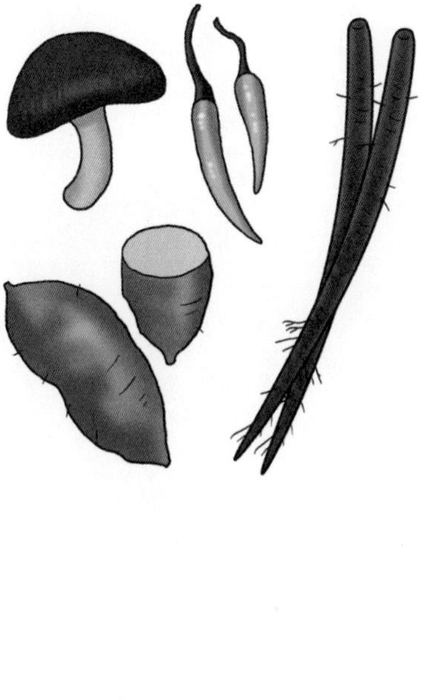

問題症狀

容易拉肚子或便秘

有什麼症狀？（拉肚子）

拉肚子有2種情形。一種是肚子突然疼痛所引起的急性症狀，另一種是持續2週以上的慢性症狀。

急性的水便次數較多，所需的恢復時間也比較短。但如果是食物中毒引起的嚴重下痢，肚子的疼痛會十分激烈，且可能不止拉肚子，還會同時出現嘔吐或發燒等症狀。

置於慢性的拉肚子，最近有愈來愈多病例是過敏性腸炎引起的。其他也可能是大腸癌、大腸息肉、潰瘍性大腸炎、胰臟炎等疾病的症狀。若拉肚子的症狀過於頻繁，最好是到醫院接受檢查。

是什麼原因？

急性拉肚子多半是因為吃得過量，或喝了過量的水或酒精性飲料，或睡覺著涼等引起的消化不良（非感染性下痢）。

必須特別注意的食物中毒。有因病原性大腸菌、沙門氏菌、腸炎弧菌引起的食物中毒、O157型的感染型食物中毒及由金黃色葡萄球菌及肉毒桿菌引起的毒素型食物中毒。

要怎麼改善？

急性拉肚子時，應保持身體溫暖，並盡量保持安靜，不要進食。但因拉肚子的關係，身體水分大量流失，所以必須多喝冷開水、麥茶、運動飲料等以補充水分。不拉之後仍需斷食半天或1天，並從米湯或稀飯等容易消化的食物開始慢慢恢復飲食。2～3天內應避免食用過冷、過熱或過油的食物。加了香辛料或含酒精等的食物、刺激性過強的食物也應避免。

有什麼症狀？（便秘）

因某種原因，導致糞便滯留在大腸中而無法順利排洩的狀態就稱為便秘。

每個人的排便習慣都不同，但一般認為1天排1次才算正常。不過有些人覺得若不每天排便就是便秘，但也有些人即使間隔2～3天也不覺得是便秘。

是不是便秘並不單純以有無排便來評估，得看有無下列症狀。大便是否乾硬而不易解？肚子是否鼓脹？是否脹氣難受或腹痛？

是什麼原因？

便秘也分為因腸疾病引起的「器質性便秘」及因排便機能障礙引起的「功能性便秘」。此外「功能性便秘」又可進一步分為因旅行、搬家、換工作等環境變化或精神緊張所引起的「暫時性便秘」，及因生活習慣及飲食習慣所引起的「習慣性便秘」。

為便秘所苦的人多半是屬於「習慣性便秘」，可再進一步分為3種。第1種是糞便明明已輸送至直腸（糞便即將排出體外的位置），大腦卻仍接收不到訊號的「直腸型便秘」。第2種是因疲勞或壓力導致的「痙攣型便秘」。第3種是明明有便意卻排不出來，導致肚子鼓脹難受的「弛緩型便秘」。這種便秘多出現在女性或上年紀的人身上。

一般習慣性便秘的共同原因是食量不足或或水分不足、蔬菜或纖維素不足、腸子蠕動力過弱、有便意卻強忍不上、睡眠不足引起自律神經失調等。

要怎麼改善？

便秘多半為功能性便秘，而若為暫時性便秘，只要習慣環境後幾乎都能自然痊癒。

習慣性便秘的話，就必須注意營養的均衡及規律的生活，最重要的是養成固定的排便習慣。此外，攝取大量的水分並多吃富含食物纖維的食品，設法增加便量。多喝優酪乳以攝取乳酸菌或比菲德氏菌也很有效。

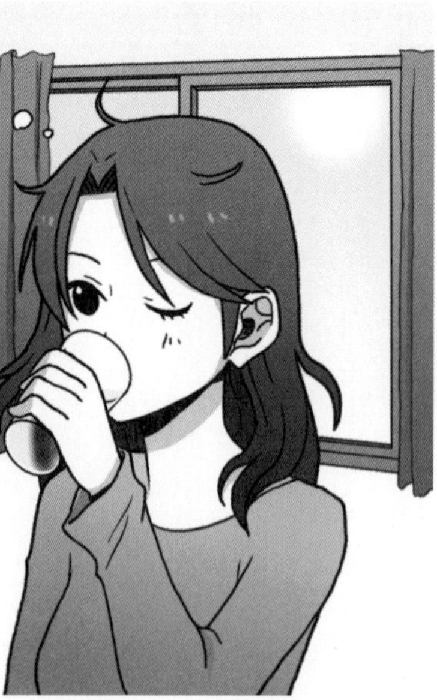

推薦的營養補充品

乳酸菌、寡糖。

攝取營養補充品時的注意事項

- 正在拉肚子時，不要攝取維他命C及纖維素。
- 大量攝取維他命C可使糞便變軟。即使便秘時也要注意勿攝取過量。
- 食物纖維有不溶性及水溶性兩種，要通便的話應選用不溶性的食物纖維。

生活上的建議

早上一起床就喝1杯冷開水刺激腸子，可以有促進便意的效果。

水份攝取不足可能會引起糞便乾硬，所以也別忘了補充水分。

拉肚子時，為防止脫水症狀，也要注意補充水分，但應避免飲用冰水。

推薦的蔬菜

【便秘】牛蒡、蕃薯、秋葵、香菇、鴻喜菇、豆芽、竹筍、春菊（日本茼蒿）、花椰菜、埃及野麻嬰（國王菜）、水芹、高麗菜。

【拉肚子】艾草、山椒（花椒）、蕎頭、薑、蔥、秋葵、春菊。

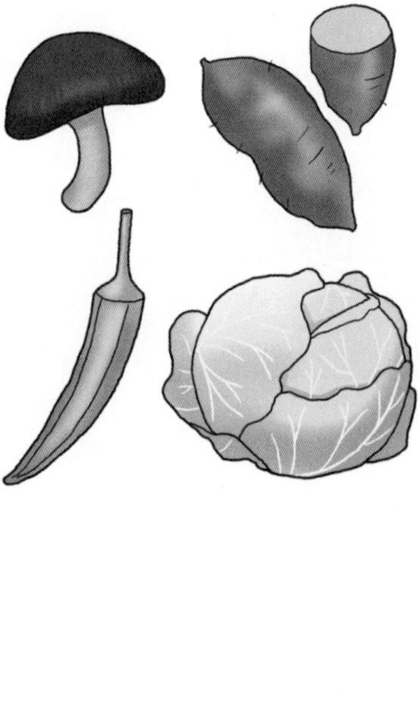

●習慣性便秘必須多補充水分、維他命C及纖維素

10種基本營養補充品的攝取量調節 （◎：重要　＋：多攝取　！：要注意）		
基礎營養補充品 （早餐）	綜合維他命 1顆	◎
	綜合礦物質 1顆	◎
	蛋白質 10g	
要追加的營養補充品 （早餐及晚餐）	維他命B群 2顆	
	β胡蘿蔔素 1顆	
	維他命C 1顆	＋ ！
	維他命E 1顆	
進一步追加的營養補充品 （早餐及晚餐）	纖維素 3～6顆	＋ ！
	卵磷脂 2顆	
	EPA／DHA 1顆	

問題症狀

容易感冒，希望能預防感冒

有什麼症狀？

一般感冒症狀包括頭痛、發燒、流鼻水、打噴嚏、喉嚨痛及咳嗽等。此外還可能伴隨拉肚子、嘔吐、渾身虛脫或關節疼痛等症狀。

高燒或嚴重咳嗽症狀通常2～3天就會停止，絕大部分的病例都能在1週～10天內痊癒。但喉嚨或鼻子若二度感染病毒，而引起支氣管炎或咽喉炎及中耳炎，可能會使病情加重而延長，所以體力較差的兒童及長輩一定要特別注意。

是什麼原因？

感冒除了一般感冒之外還有流行性感冒。不過二者都是病毒引起的呼吸道感染疾病，抵抗力較弱的話就比較容易受到感染。

病毒喜歡氣溫較低且乾燥的環境，因此每到氣溫低、大家抵抗力又低落的冬天，感冒的人就會增加。

要怎麼改善？

要預防一般感冒，一定要勤漱口或洗

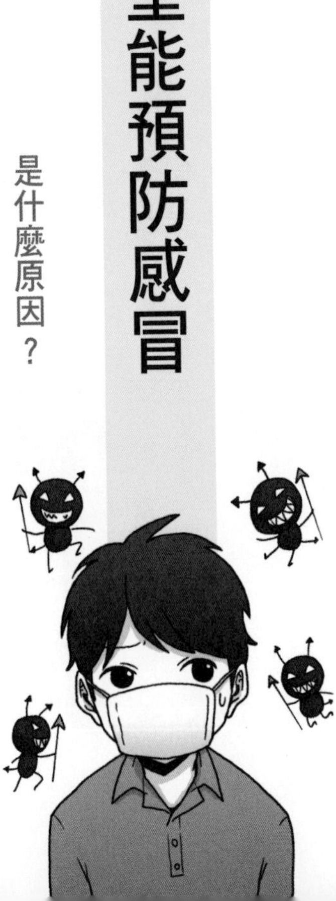

手，如果要到人多的公共場所，最好是戴上口罩以防止病毒感染。

為了避免免疫力下降，一定要補充充足的營養及睡眠，同時還要注意別累積太多的壓力。

一發現感染，就應趕緊補充睡眠，充分休養。飲食方面要注意營養的均衡，盡量吃些好消化的食物，也千萬別讓身體再著涼，補充水分時也應該選用溫熱飲料。

建議的營養補充品

乳酸菌、紫錐花（不必吃營養補充品，直接喝花草茶即可）。

攝取營養補充品時的注意事項

・要預防感冒或已經感冒都應多攝取維他命C。

・β胡蘿蔔素可強化鼻子及喉嚨的黏膜組織，能提高免疫力，對防止感冒病毒入侵相當有效，所以建議多攝取。

・在此雖推薦能提高免疫力的紫錐花茶，但也應避免長期飲用。

生活上的建議

蔥的綠色部分含有豐富的β胡蘿蔔素及鈣質，一般公認對預防感冒很有效。蔥白部分則含有豐富的維他命B_2及C。

推薦的蔬菜

蔥、薑、南瓜、蜂斗菜（款冬）、蘿蔔、青椒、花椰菜、蓮藕、紫蘇、青花菜、蘆筍、韭菜等。

●追加β胡蘿蔔素以提高免疫力並防止病毒入侵

10種基本營養補充品的攝取量調節 （◎：重要　＋：多攝取　！：要注意）		
基礎營養補充品 （早餐）	綜合維他命 1顆	◎
	綜合礦物質 1顆	◎
	蛋白質 10g	
要追加的營養補充品 （早餐及晚餐）	維他命B群 2顆	＋
	β胡蘿蔔素 1顆	＋
	維他命C 1顆	＋
	維他命E 1顆	
進一步追加的營養補充品 （早餐及晚餐）	纖維素 3～6顆	
	卵磷脂 2顆	
	EPA／DHA 1顆	

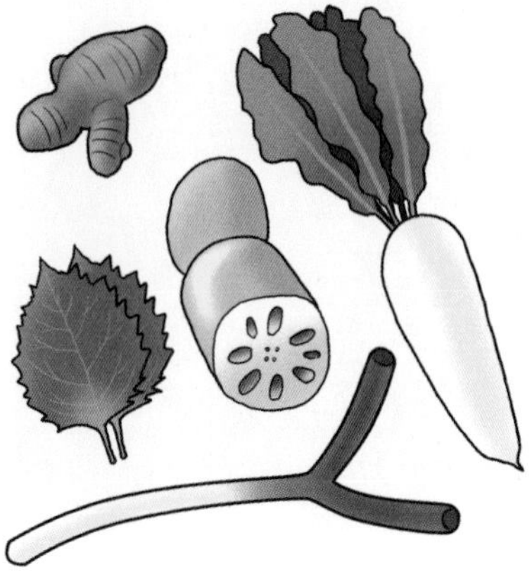

問題症狀

肌膚粗糙，希望預防肌膚粗糙

有什麼症狀？

若皮膚粗糙，皮膚表面可能因乾燥而長瘡或發癢，出現小顆粒，甚至長痘痘，任何症狀都可能出現。而且若置之不理，還會進一步形成斑點或皺紋。

是什麼原因？

肌膚粗糙的可能原因有：營養失衡的飲食、慢性便秘、壓力、睡眠不足之類的不良生活習慣。此外，紫外線的傷害、錯誤的保養方式、不適合肌膚的化妝品等也

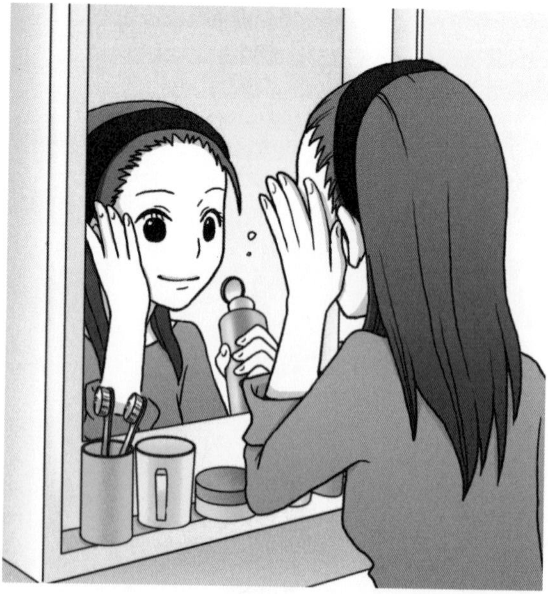

可能有影響。

要怎麼改善？

要改善粗糙狀況，最重要的步驟就是徹底清潔污垢，保持乾淨。光用洗面皂洗不乾淨的化妝品，最好是使用卸妝專用的清潔乳徹底清潔。

但過度搓洗或過度頻繁使用磨砂洗面皂的話，又可能把不需要清除的角質也都磨光了。所以應該先把洗面皂充分搓出泡泡後，再包覆到臉上輕輕搓洗，而且還要注意徹底將洗面皂沖乾淨。

洗完臉後，一定要記得補充水分。肌膚若長瘡，您或許就不想再擦乳液或面霜等含油的保養品。但肌膚最怕的是缺水，補充水分後在肌膚表面輕輕蓋上一層油分，有防止水分蒸發的效果。而其實自然分泌的皮脂就是最天然的面霜，能夠保持肌膚潤澤。

皮脂的分泌隨年齡增長而遞減，所以應配合肌膚變化選用適合自己年齡的乳液或面霜。但皮脂分泌本來就較少的年輕人就不必考慮年齡，也應適度使用。

建議的營養補充品

玻尿酸、軟骨素、膠原蛋白、股胱甘肽、輔酶Q10、蘆薈、西印度櫻桃。

攝取營養補充品時的注意事項

- 確實補充維他命及礦物質以促進新陳代謝，其中以維他命B群及卵磷脂的補充尤其重要。

- 能使肌膚潤澤的維他命E及C也應多攝取。
- 玻尿酸、軟骨素、膠原蛋白有美顏聖品之稱，是公認對肌膚最好的營養補充品。建議不要只吃其中1、2種，應該同時攝取。
- 建議的營養補充品應嚴格遵守建議的攝取量。若出現副作用或一連好幾個月都感覺不到效果就應停止服用。

生活上的建議

家中的灰塵也可能成為肌膚粗糙的原因，所以應設法清除家中的塵蟎或灰塵，保持家中清潔。這也是很重要的喔！

建議的蔬菜

春菊（日本茼蒿）、青椒、青花菜、鴻喜菇、馬鈴薯、蕃薯、蕃茄、高麗菜、荷蘭芹、花椰菜、胡蘿蔔、鴨兒芹、小松菜（日本油菜）、彩椒。

●追加能保持肌膚潤澤的玻尿酸及膠原蛋白等

10種基本營養補充品的攝取量調節 （◎：重要　＋：多攝取　！：要注意）		
基礎營養補充品 （早餐）	綜合維他命 1顆	◎
	綜合礦物質 1顆	◎
	蛋白質 10g	◎
要追加的營養補充品 （早餐及晚餐）	維他命B群 2顆	＋
	β胡蘿蔔素 1顆	
	維他命C 1顆	＋
	維他命E 1顆	＋
進一步追加的營養補充品 （早餐及晚餐）	纖維素 3～6顆	
	卵磷脂 2顆	◎
	EPA／DHA 1顆	

問題症狀

好像有點貧血，希望遠離貧血

有什麼症狀？

貧血是指血液中的紅血球或其中的血紅素（即血紅蛋白）的指數低於標準值。紅血球的功能是將氧輸送至全身細胞，紅血球若不足，體內就呈缺氧狀態，當然會引起各種問題。

貧血不是一天造成的，因此不會有什麼激烈的症狀。一開始只覺得臉色有點蒼白、頭痛、肩膀僵硬、容易疲倦、頭昏眼花等，接著頭髮分岔或掉頭髮的情形愈來愈嚴重，指甲變得薄而易裂，甚至變形而

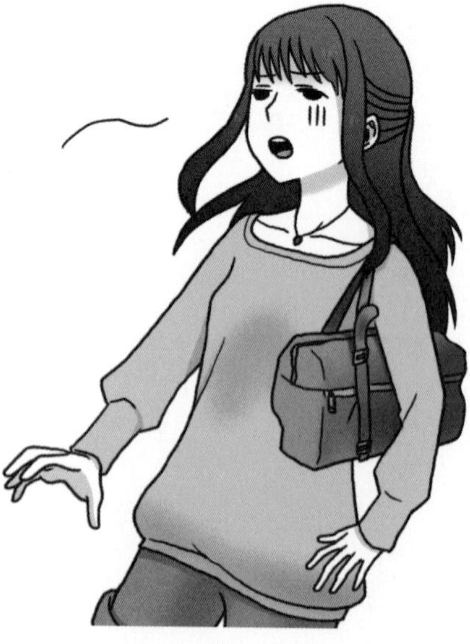

向上彎成湯匙狀。

是什麼原因？

①貧血的原因可大致分為3種。
②骨髓內的紅血球產量不足
③紅血球基於某種原因而遭到破壞
④因體內某處持續性出血所引起

貧血最常見的是缺鐵性貧血，而其原因就是。紅血球的原料除了鐵之外，還有蛋白質、維他命B_{12}及葉酸等。若材料不足就無法順利製造紅血球，當然就會貧血。此外銅不足的話，也無法順利合成血紅蛋白。

女性比男性容易罹患缺鐵性貧血，一方面是因月經出血而損失紅血球，但此外，為了減肥而食量不足或營養不均也會使紅血球的製造材料不足，這也是主要原因。

所謂的紅血球遭到破壞是指溶血的情形，是因為燒燙傷、蛇毒侵入體內或罹患溶血性貧血之類自我免疫性疾病所引起的。

的持續性出血是指慢性病引起的體內持續滲血，通常因無法察覺而導致貧血情形日漸嚴重。例如：月經過多、子宮肌瘤以及胃潰瘍胃癌或大腸癌等消化器官疾病等。

要怎麼改善？

缺鐵性貧血只要從日常飲食多攝取鐵質就能獲得改善。食物中所含的鐵質有2種，一種是肉類及魚等動物性食物所含的血紅素鐵，另一種是蔬菜或海藻等植物性食物所含的非血紅素鐵。就吸收率來說，血紅素鐵顯然較佳。根據研究，血紅素鐵的吸收率有10～20%，而非血紅素鐵只有1～6%。

肝臟含有豐富鐵質及蛋白質，要預防貧血就該多吃這類食物。此外，牛肉及豬肉的瘦肉部分、鮪魚、鰹魚、蛤蠣、蜆貝等魚貝類及羊栖菜等海藻類也含有豐富的鐵質。

光補充富含鐵質的食物還不夠，還必須同時攝取能幫助鐵質吸收的蛋白質及維他命C，以及製造紅血球必須的維他命B_{12}及葉酸等。此外，維他命E也有延長紅血球壽命的功效。

還有，要讓這些營養素充分發揮功能，順暢的代謝也是必要條件之一。所以要做些肌肉訓練運動，使肌肉強壯，同時每天充分補充睡眠。

推薦的營養補充品

鐵、銅、維他命B_{12}、維他命C、維他命E。

攝取營養補充品時的注意事項

- 礦物質中的鐵及銅尤其重要。
- 多攝取有造血機能的維他命B群及有助於鐵、銅吸收的維他命C及E。
- 服用鐵劑可能會出現拉肚子或腹痛的症狀。若出現副作用或一連好幾個月都感覺不到效果就應停止服用。

生活上的建議

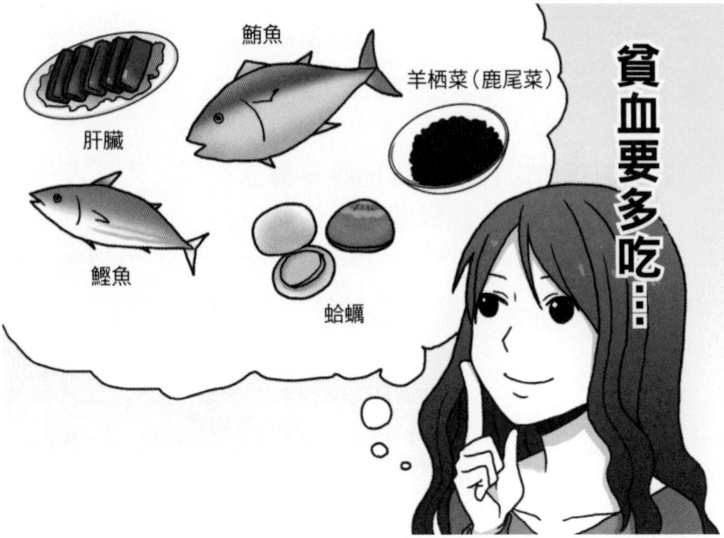

咖啡、紅茶或綠茶中的單寧酸會妨礙鐵質吸收，所以千萬別過量飲用。

以鐵製茶壺燒開水或以鐵鍋料理食物，每次融出微量的鐵質，雖然份量微乎其微，但不知不覺中也能攝取到鐵質喔！

推薦的蔬菜

波菜、荷蘭芹、小松菜（日本油菜）、埃及野麻嬰（國王菜）、春菊（日本茼蒿）、韭菜。

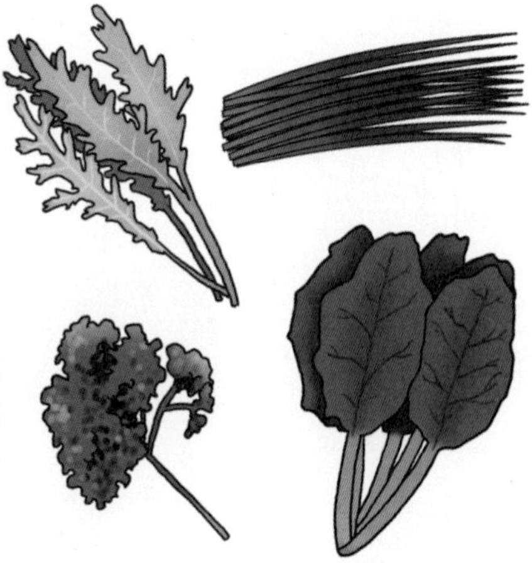

●追加有造血機能的維他命B群 及有助於鐵及銅吸收的維他命C及E

10種基本營養補充品的攝取量調節（◎：重要　＋：多攝取　！：要注意）		
基礎營養補充品（早餐）	綜合維他命 1顆	◎
	綜合礦物質 1顆	◎
	蛋白質 10g	◎
要追加的營養補充品（早餐及晚餐）	維他命B群 2顆	＋
	β胡蘿蔔素 1顆	
	維他命C 1顆	＋
	維他命E 1顆	＋
進一步追加的營養補充品（早餐及晚餐）	纖維素 3～6顆	
	卵磷脂 2顆	
	EPA／DHA 1顆	

問題症狀

變形性膝關節症的預防及改善

有什麼症狀？

初期症狀是只有在站起來的瞬間或剛起步等剛開始動的時候感覺痛，但只要多動一會兒就好了。慢慢地症狀愈來愈嚴重，上下樓梯變得困難，連走路感覺痛，膝蓋無法完全打直，無法久站也無法跪坐。

若症狀繼續惡化，就會導致膝關節積水甚至腫脹。

是什麼原因？

大腿的大腿骨與小腿的脛骨之間有塊關節軟骨，這塊軟骨有避震的功能，但長年使用後軟骨磨損且彈力消失，對骨頭直接造成負擔，於是就開始出現疼痛的現象。行進時，骨頭和骨頭會直接接觸，導致骨頭遭到破壞，進而變形，且疼痛程度也會逐漸增強。

絕大部分的變形性膝關節症都發生在50歲以上的女性，主要是因為女性的膝關節原本就比男性來得小，因此更容易受到壓迫。女性患者幾乎是男性患者的兩倍之多。根據統計，60歲每８人中就有１人，

70歲每4人有1人，80歲每2人就有1人罹患此病症。

走路時膝蓋所承受的重量大約是體重的2～3倍，下樓梯時是6～7倍。當然，體重愈重膝蓋的負擔也愈大，於是愈早出現病狀，惡化得也愈快。

要怎麼改善？

每天做些肌肉訓練的動作以增加肌力。減肥也能預防及改善症狀。如果針對大腿的四頭肌和膝蓋周圍的肌肉特別鍛鍊，效果會更顯著。建議比較不會對膝蓋造成負擔的水中健走運動。

推薦的營養補充品

葡萄糖胺、軟骨素。

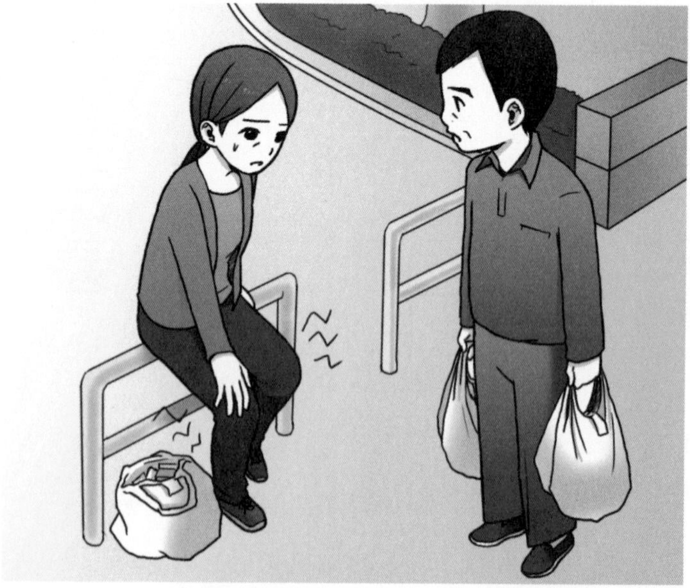

- 新陳代謝不可或缺的維他命、礦物質及蛋白質一定要確實攝取。此外若出現初期膝關節疼痛的症狀，就追加葡萄糖胺及軟骨素。若一連好幾個月都感覺不到效果就應停止服用。

攝取營養補充品時的注意事項

- 營養補充品的葡萄糖胺原料是由蝦蟹的殼萃取出來的，對蝦蟹過敏的人請特別留意。

生活上的建議

膝蓋疼痛時最好盡量別再增加膝蓋的負擔，所以應避免久站、長時間步行或跪坐。

高跟鞋也會增加膝蓋的負擔。此外，鞋底磨損的鞋也會增加足部負擔，所以最好不要穿。

一定要做阻力式運動來鍛鍊肌肉。如果站著做不舒服，那就坐著或躺著做。

●基本營養補充品
＋關節軟骨成分葡萄糖胺及軟骨素

10種基本營養補充品的攝取量調節 （◎：重要　＋：多攝取　！：要注意）		
基礎營養補充品 （早餐）	綜合維他命 1顆	◎
	綜合礦物質 1顆	◎
	蛋白質 10g	◎
要追加的營養補充品 （早餐及晚餐）	維他命B群 2顆	
	β胡蘿蔔素 1顆	
	維他命C 1顆	
	維他命E 1顆	
進一步追加的營養補充品 （早餐及晚餐）	纖維素 3～6顆	
	卵磷脂 2顆	
	EPA／DHA 1顆	

問題症狀

容易疲倦，無法消除疲勞

有什麼症狀？

若出現疲勞狀態，就是身心過度勞動，大腦在告訴我們：「該休息啦！」最近似乎有愈來愈多人平常就感覺疲勞，且很難消除疲勞。不過還是要盡量當天就消除當天的疲勞喔！

是什麼原因？

疲勞的原因實在太多了。不過若已經休養了，疲勞感卻還在，像這樣很難消除疲勞的情形，可能就是代謝狀況不順。

第2章也解說過，人類身體的代謝有2種，一種是生成並維持肉體的「新陳代謝」，另一種是提供身體活動所需的「能量代謝」。活動身體、因工作或課業而動腦、經營人際關係等社會生活所必須的是能量代謝，但無意識層面的新陳代謝若不順暢，有意識層面的能量代謝也一定無法順利進行。

要怎麼改善？

能量代謝所需的營養素主要是醣類及維他命。大腦的能量來源也是醣類（葡萄糖），所以代謝若不順暢，能量就會不足，就可能產生疲勞的感覺。

新陳代謝若未順利進行，能量代謝勢必也無法順利進行。一定要確實攝取能量代謝所需的蛋白質、脂肪、維他命及礦物質。

此外，若希望代謝要順暢，運動是絕對不可少的。應該每天做些阻力式運動以強壯肌肉，每週再增加2～3次有氧運動。

睡眠對促進新陳代謝也很重要。請注意，每天必須要有6小時以上的連續睡眠。

推薦的營養補充品

輔酶Q10、大蒜。

攝取營養補充品時的注意事項

- 一定要確實攝取能量代謝所需的維他命，此外再追加維他命B群以促進代謝。
- 維他命C有消除疲勞的效果，可以多多攝取。
- 大家都知道大蒜有消除疲勞的效果，但因它的味道強烈，很多人不敢直接吃。若改服用營養補充品，即可不必在意大蒜的氣味。
- 「＋」以外的營養補充品應嚴格遵守建議的攝取量。若出現副作用或一連好幾個月都感覺不到效果就應停止服用。

生活上的建議

疲勞時若要洗澡，大家通常都選擇較省事的淋浴。但其實讓全身悠閒地浸泡在熱水裡，更能消除疲勞。不過泡太久或水太熱反而會造成身體的負擔，所以最好是泡5～10分鐘的溫水浴就好。

推薦的蔬菜

大蒜、韭菜、蘆筍、四季豆、山藥、蔥、洋蔥、波菜、青椒、牛蒡、秋葵。

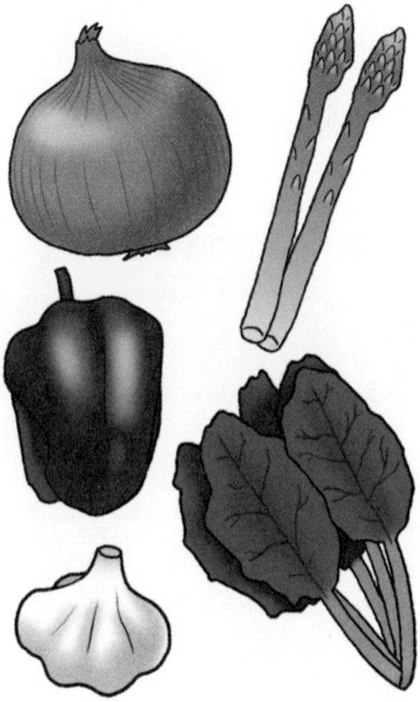

●基本營養補充品＋關節軟骨成分葡萄糖胺及軟骨素

10種基本營養補充品的攝取量調節 （◎：重要　＋：多攝取　！：要注意）		
基礎營養補充品 （早餐）	綜合維他命 1 顆	◎
	綜合礦物質 1 顆	◎
	蛋白質 10g	
要追加的營養補充品 （早餐及晚餐）	維他命B群 2顆	＋
	β胡蘿蔔素 1顆	＋
	維他命C 1顆	
	維他命E 1顆	
進一步追加的營養補充品 （早餐及晚餐）	纖維素 3～6顆	
	卵磷脂 2顆	
	EPA／DHA 1顆	

問題症狀

經常感覺壓力大

有什麼症狀？

所謂壓力是因外來刺激而引起的身心反應。不過在日本也把造成壓力的刺激（壓力來源）稱為壓力。

壓力的症狀很多，焦慮不安是其中之一。此外還有提不起勁或時時感到不安等，甚至可能嚴重到失眠、食慾不振或暴飲暴食的狀況。

壓力會影響人體的免疫力，故可能導致各種病症。

是什麼原因？

壓力大致可分為下列3種。

物理上或化學上的壓力：溫度或溼度、噪音或空氣污染、有害物質或藥物、受傷等。

生理上的壓力：睡眠不足或過度操勞、營養不足、病毒或細菌感染、生病等。

心理上或社會上的壓力：人際關係的麻煩或煩惱、欲求不滿、緊張或不安、憤怒、恐懼、失望等。

現代人感受到的壓力通常都十分錯綜複雜，無法簡單地歸納出特定原因。

要怎麼改善？

要鍛鍊身心，的確需要有適當的壓力。但若感到壓力過大就該停止繼續陷在裡面，應儘早設法解除壓力。

和談得來的朋友吃吃飯、逛逛街，欣賞音樂會或戲劇也有轉換氣氛的效果。大聲唱歌或運動讓自己流一身汗的效果也不錯。此外芳香療法或按摩也可使身心放鬆。要不就試試泡個舒服的熱水澡吧！

推薦的營養補充品

洋甘菊、聖約翰草。

攝取營養補充品時的注意事項

- 為了讓身心雙方面的代謝順暢，請確實攝取維他命、礦物質及蛋白質。此外也建議您特別追加攝取有抗壓效果的維他命C。
- 要使原本焦慮不安的心情穩定下來，可以試著將有鎮靜作用的洋甘菊或能緩和壓力症狀的聖約翰草等藥草當成營養補充品服用。
- 不過聖約翰草若與藥物同時服用必須特別注意，請不要自行判斷，應事先請教醫師。

生活上的建議

找出適合自己的減壓法。一感覺到壓

力就儘早將它消除。

若只是一點煩惱或麻煩，就不要想不開，抱著「唉，算了吧」的心態接受。這也是抗壓的好對策之一。

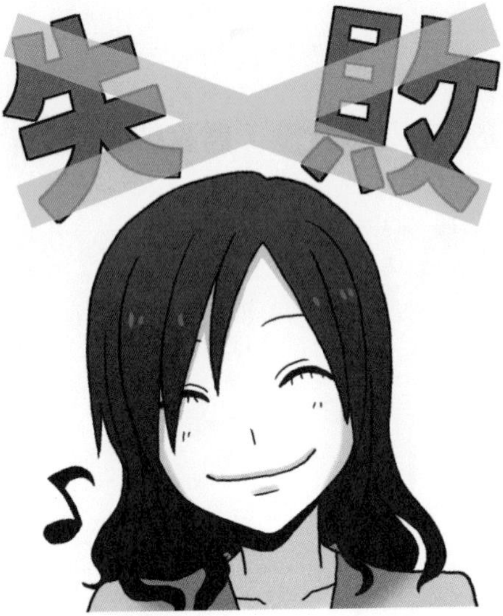

推薦的蔬菜

芹菜、茗荷、鴨兒芹、萵苣、春菊（日本茼蒿）。

●以基本營養補充品來促進代謝，將維他命C增量效果也很不錯

10種基本營養補充品的攝取量調節 （◎：重要　＋：多攝取　！：要注意）		
基礎營養補充品 （早餐）	綜合維他命 1 顆	◎
	綜合礦物質 1 顆	◎
	蛋白質 10g	◎
要追加的營養補充品 （早餐及晚餐）	維他命B群 2顆	＋
	β胡蘿蔔素 1顆	
	維他命C 1顆	＋
	維他命E 1顆	
進一步追加的營養補充品 （早餐及晚餐）	纖維素 3～6顆	
	卵磷脂 2顆	
	EPA／DHA 1顆	

問題症狀

因睡不好、失眠而感到困擾

有什麼症狀？

失眠大致分為2種。一種是入睡障礙，亦即不容易入睡；另一種是熟睡障礙，換句話說只要有一點風吹草動就會被吵醒，亦即俗稱的淺眠。特徵是，即使睡眠時間夠充足，但因其實並未熟睡，所以無法精神充沛地醒來。

此外，半夜可能會醒來許多次，或睡到一半就清醒的情況。還有一種情況是，睡得著也能熟睡，睡眠本身沒問題，但早上卻一大早就清醒的情況。

是什麼原因？

失眠的原因多半是所謂的精神生理性失眠，是因精神上的壓力或緊張等原因而引起的短暫失眠經驗。然而患者卻對那段失眠經驗耿耿於懷，於是失眠狀況愈來愈嚴重，終於成為持續性失眠。

憂鬱症之類的精神疾病、高血壓及睡眠呼吸中斷等內科疾病也可能成為原因。

要怎麼改善？

養生方案❺（請參考107頁）中也提

到，最好少喝含有過多咖啡因的咖啡或茶，晚餐時盡量多吃含有安眠成分的食物，做做伸展運動或瑜珈等緩和的運動，效果也不錯喔！

此外，適度曬太陽也很重要。在陽光的刺激之下，腦內會分泌神傳達物質血清素，而血清素到了晚上就會轉化為褪黑激素，褪黑激素的功能就是降低腦內溫度促進睡眠。

還有，最重要的是千萬別一再神經質地提醒自己「非睡不可」。

推薦的營養補充品

洋甘菊、纈草、褪黑激素。

攝取營養補充品時的注意事項

- 鐵、銅、鎂若不足就會有礙睡眠，所以不但要確實攝取礦物質，還要攝取能促進鐵、銅吸收的維他命及蛋白質。
- 纈草是種藥草，有消除失眠鎮靜及放鬆的效果，和洋甘菊一樣可直接服用營養補充品，也可以當成藥草茶來喝。

生活上的建議

睡眠是有規律的，若破壞其規律可能就會不太好睡。換句話說，就是有了時差。要防止這種情形，早上最好盡量在同一時間起床，這點很重要。

此外，若失眠的原因是憂鬱症，那就先處理憂鬱症之後，再把重點放在失眠。

推薦的蔬菜

萵苣、洋蔥、蔥、紫蘇。

●基本營養補充品添加藥草類具有鎮靜效果

10種基本營養補充品的攝取量調節 （◎：重要　＋：多攝取　！：要注意）		
基礎營養補充品（早餐）	綜合維他命 1顆	◎
	綜合礦物質 1顆	◎
	蛋白質 10g	◎
要追加的營養補充品（早餐及晚餐）	維他命Ｂ群 2顆	＋
	β胡蘿蔔素 1顆	
	維他命Ｃ 1顆	
	維他命Ｅ 1顆	
進一步追加的營養補充品（早餐及晚餐）	纖維素 3～6顆	
	卵磷脂 2顆	
	ＥＰＡ／ＤＨＡ 1顆	

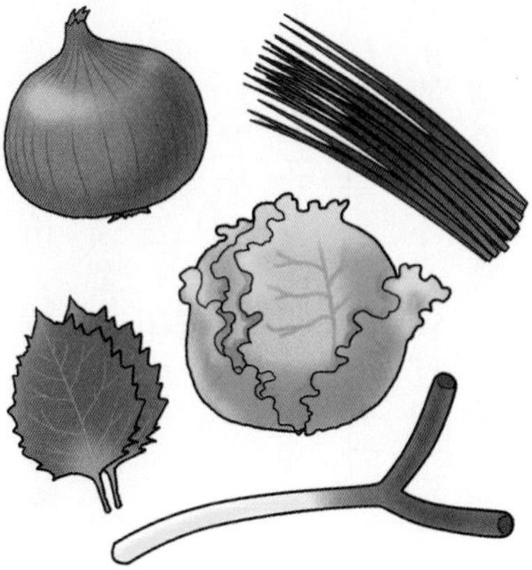

問題症狀

鬱悶，提不起勁

有什麼症狀？

人難免會因為某些突發事件而心情沮喪、鬱悶、凡事都提不起勁、對任何事都不感興趣。變得不愛和人說話，食慾減退，覺也睡不好，整個人變得十分悲觀。這種情形在醫學上就稱為抑鬱狀態。有時候自己並不自覺，反而是周遭的人見他工作效率低下或人際關係發生問題而先發現。

是什麼原因？

家人或心愛的寵物去世、離婚或失戀等私人事件，或工作上的大失誤都可能是原因。搬家、調職或換工作之類，生活環境上的變化也可能成為原因。

容易陷入抑鬱狀態的人在個性上多半較有責任感、神經質且是個完美主義者，又非常在意周遭的眼光。不具彈性也不知隨機應變，一旦遇到令人震驚的事情或環境變化，便無法妥善處理。

要怎麼改善？

最重要的是寬心休養。強迫自己出門

以轉換心情或一再為自己加油打氣只會得到反效果。

不管任何人都難免有一段時間會心情沮喪。可以先單獨靜靜，只要狀況持續好轉，即使很慢也無所謂。不過若沮喪時間拖得過久，可能就是罹患憂鬱症了。儘可能在情況惡化到此地步之前，找些親朋好友等自己信得過的人商量，千萬別悶在心裡。

若覺得有問題，就應趁症狀尚未極度惡化前，趕緊上精神科或心理治療門診求助，這點很重要喔！

推薦的營養補充品

聖約翰草。

攝取營養補充品時的注意事項

・確實攝取維他命、礦物質及蛋白質以促進身心整體代謝。尤其醣類代謝所需的維他命B_1更絕對不可少，所以可以多攝取維他命Ｂ群。

・其他如：ＥＰＡ／ＤＨＡ及卵磷脂等，能活化腦及神經的營養素也很重要。

・聖約翰草對緩和壓力症狀的效果已獲得公認，建議酌量攝取。不過使用前請先請教您的主治醫師，與其他藥劑同時服用時也應特別注意。

生活上的建議

天氣好的時候應該多出去散步，呼吸新鮮空氣。

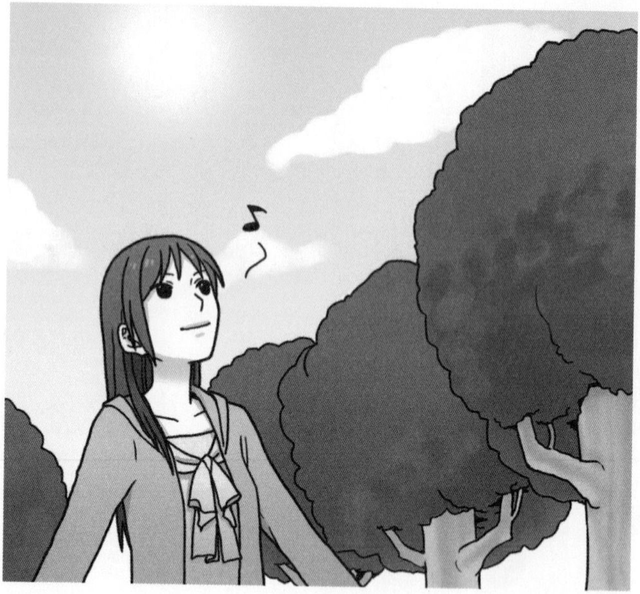

推薦的蔬菜

竹筍、水菜、韭黃、春菊（日本茼蒿）、毛豆、波菜、小松菜（日本油菜）、青花菜、高麗菜、大蒜。

●增加維他命B群的分量，以補充大腦營養並提高醣類的代謝

10種基本營養補充品的攝取量調節 （◎：重要　＋：多攝取　！：要注意）		
基礎營養補充品（早餐）	綜合維他命 1顆	◎
	綜合礦物質 1顆	◎
	蛋白質 10g	◎
要追加的營養補充品（早餐及晚餐）	維他命B群 2顆	＋
	β胡蘿蔔素 1顆	
	維他命C 1顆	
	維他命E 1顆	
進一步追加的營養補充品（早餐及晚餐）	纖維素 3～6顆	
	卵磷脂 2顆	◎
	EPA／DHA 1顆	◎

問題症狀

愈來愈健忘

有什麼症狀？

「想不起那個人的名字」、「想不起來東西收在哪裡」之類，怎麼想都想不起來的情形。或者是「明明特地去買東西結果該買的卻忘了買」、「忘記跟朋友有約」之類，應該記得卻不知不覺忘得一乾二淨的情形。「是不是患了失智症呀？」有時候自己也這麼擔心……

是什麼原因？

如果自己有感覺常忘東忘西的，那就是腦部老化了。腦部若未充分使用，神經細胞就會衰退而出現記憶障礙，但只要不影響日常生活就還無所謂。

要怎麼改善？

記憶力是愈不用會愈衰退。最好別認為「年紀大了沒辦法」就放棄了。如果給腦細胞施加各種刺激，就可以使之活化而達到預防老化的效果。

所以重要的是，要對新事物抱持興趣，增加整理自己想法並以文字或語言表達出來的機會。此外，看到美麗景色而感動或打扮自己，對腦部都是很好的刺激。

推薦的營養補充品

蝦紅素、銀杏葉萃取物

攝取營養補充品時的注意事項

- 除腦部代謝不可或缺的維他命及礦物質外，也應多攝取能有效活化腦部機能的卵磷脂及ＥＰＡ／ＤＨＡ。尤其若要提高記憶力，更應多攝取維他命Ｂ群。
- 建議服用腦部抗氧化物質蝦紅素及能消除腦部疲勞的銀杏葉萃取物。
- 推薦的營養補充品應嚴格遵守建議的攝取量。若出現副作用或一連好幾個月都感覺不到效果就應停止服用。

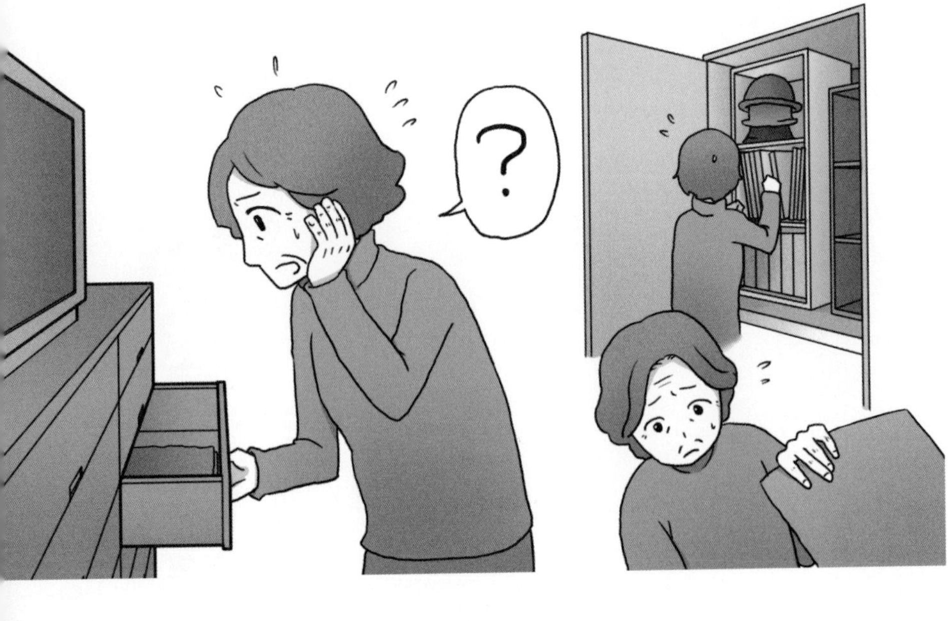

生活上的建議

挑戰新事物可以刺激腦部，能有效防止健忘的症狀。找點自己有興趣的東西來學吧！比方說外語或樂器等。

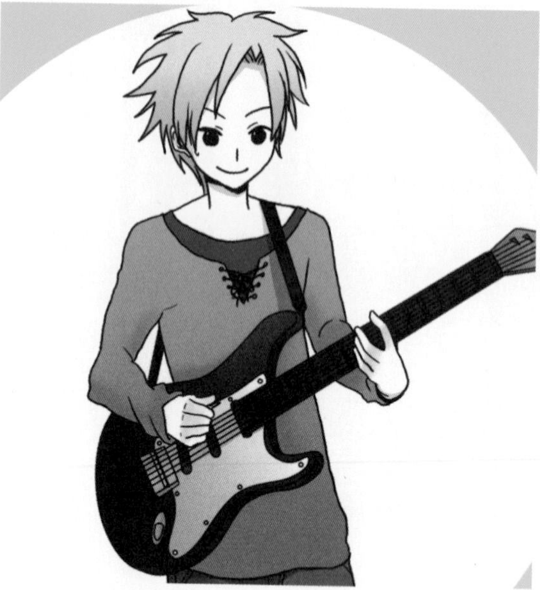

推薦的蔬菜

毛豆、波菜、小松菜（日本油菜）、青花菜、高麗菜、大蒜、水菜。

●基本營養補充品添加藥草類具有鎮靜效果

10種基本營養補充品的攝取量調節 （◎：重要　＋：多攝取　！：要注意）		
基礎營養補充品 （早餐）	綜合維他命 1顆	◎
	綜合礦物質 1顆	◎
	蛋白質 10g	
要追加的營養補充品 （早餐及晚餐）	維他命B群 2顆	＋
	β胡蘿蔔素 1顆	
	維他命C 1顆	
	維他命E 1顆	＋
進一步追加的營養補充品 （早餐及晚餐）	纖維素 3～6顆	
	卵磷脂 2顆	◎
	EPA／DHA 1顆	◎

資料3

●治療疾病的藥劑與營養補充品的關係

若您正接受醫院的治療且按時服用藥物，又希望同時服用營養補充品時，一定要特別注意。在此整理一般藥劑與營養補充品之間的關係供您參考。

至於該如何服用藥劑與營養補充品，請您向相關醫師諮詢。（○表建議攝取。×表最好別攝取）

疾病	治療用藥	必須注意的營養補充品	合不合	其他理由
高血脂症	還原酶抑制劑Statin等	輔酶Q10	○	因為藥劑會阻礙輔酶Q10的合成
動脈硬化症	—	維他命E（生育三烯醇）、維他命D、葉酸	○	效果值得期待
骨質疏鬆症	鈣維他命D維他命K	相同的營養補充品	×	恐攝取過量
心律不整	抗凝血劑Warfarin	輔酶Q10 維他命K	×	會減弱藥劑的作用
類風濕性關節炎	MTX（胺甲葉酸）	葉酸	×	會減弱藥劑的作用
憂鬱症	抗憂鬱藥物	聖約翰草	×	相互作用
失智症	—	維他命K、葉酸	○	效果值得期待
癌症	小紅莓化療劑（Anthracycline）	輔酶Q10	○	可減輕藥劑的副作用
	抗癌藥物		×	會減低抗癌藥物的作用

＊聖約翰草與藥劑同時服用時尤其要特別注意。

結語

實踐養生法時必須經常檢視該方法是否適合您。

現在的藥劑、營養補充品及健康器材等都是強調實證，並以科學根據為基礎製造出來的規格化製品，但這些實證仍無法保證對所有人都有效。因為那是以某一群人為對象，再以他們的平均值為基準所訂定出來的，所以不一定適合您。適不適合一定要自己判斷，千萬不要無條件相信這些實證。

因為科學是應該被懷疑、檢視而後不斷修正的對象，而不是信仰的對象。只要感覺有點奇怪或不對勁，就應立刻中斷原來進行的養生法，追查原因並判斷要不要繼續。因為藥品有醫師幫我們把關，但健康用品卻只能靠自己留意。

我從維他命療法的經驗了解到，沒實行養生法的人比有實行的人更應擁有正確的健康學觀念。

不吃營養補充品的人為什麼不吃？是什麼原因讓他們裹足不前？為什麼不想吃？

弄清楚這些答案，健康醫學的真正面貌就愈來愈清楚了。

為什麼20歲和80歲服用相同分量？對某方面有好處會不會反而為身心整體帶來壞處？跟自己的疾病會不會有衝突？

這些小小疑慮出現的原因是因為以往健康醫學的觀念錯誤且不成熟。除非認真反省並改善，否則真正的健康醫學就永遠無法誕生或進化。在摸索的過程中，精神代謝這個概念就出現了。

營養補充品的種類愈來愈多，但目前卻仍沒有廠商提供全方位的心理營養補充品。精神代謝是有待今後開發的領域。

因為即使是醫療用的藥劑，在推出之前也並未充分分析會對心理帶來什麼樣的變化。動物的心理我們無法了解，所以把動物實驗所得到的資料直接套用在人類身上，無異假藉治療之名行人體實驗之實。

人類若要維護人類的尊嚴，就要將其他動物所沒有的精神代謝列入考量。

本書最大的期待是能促進更多人健康，並將精神代謝的觀念應用到健康醫學，甚至實際醫療過程中。

衷心祈求各位身心雙方面都健康！

佐藤　務

國家圖書館出版品預行編目資料

代謝力革命：讓身心都不易疲倦的健康調養法 /
佐藤 務著 ； 李美惠譯. -- 第一版.
-- 臺北市 ： 文經社, 民99.05
面 ； 公分
ISBN 978-957-663-608-0（平裝）
1. 健康法 2. 養生 3. 新陳代謝 4. 營養
411.1 99005654

文經社

文經家庭文庫 C184

代謝力革命 **讓身心都不易疲倦的健康調養法**

著 作 人—佐藤務
發 行 人—趙元美
社 長—吳榮斌
企劃編輯—陳毓葳
翻 譯—李美惠
美術設計—游萬國
出 版 者—文經出版社有限公司
登 記 證—新聞局局版台業字第2424號
＜總社・編輯部＞：
地 址—104台北市建國北路二段66號11樓之一（文經大樓）
電 話—（02）2517- 6688
傳 真—（02）2515- 3368
E-mail—cosmax.pub@msa.hinet.net
＜業務部＞：
地 址—241 台北縣三重市光復路一段61巷27號11樓A（鴻運大樓）
電 話—（02）2278- 3158・2278- 2563
傳 真—（02）2278- 3168
E-mail—cosmax27@ms76.hinet.net
郵撥帳號—05088806文經出版社有限公司
新加坡總代理—Novum Organum Publishing House Pte Ltd. TEL:65- 6462- 6141
馬來西亞總代理—Novum Organum Publishing House (M) Sdn. Bhd. TEL:603- 9179- 6333
印 刷 所—通南彩色印刷有限公司
法律顧問—鄭玉燦律師 (02)2915-5229

發 行 日—2010年 5 月 第一版 第 1 刷

定價／新台幣 250 元

Printed in Taiwan

文經社網址：http://www.cosmax.com.tw/
或至「博客來網路書店」查尋。